即戦力
循環器疾患診療実践ガイド

編著

樅山幸彦　国立病院機構 東京医療センター　循環器科医長

執筆者一覧

編　著

樅山幸彦　　国立病院機構 東京医療センター　循環器科医長

執　筆

坂本宗久　　国立病院機構 東京医療センター　循環器科医員
布施　淳　　同上
池上幸憲　　同上
前淵大輔　　元　国立病院機構 東京医療センター　循環器科医員
高山絵美　　同上

吉田拓生　　国立病院機構 東京医療センター　循環器科後期研修医
田中宏明　　同上
中根登喜子　元　国立病院機構 東京医療センター　循環器科後期研修医
小野智彦　　同上
石井　聡　　同上
久保田芳明　同上
鈴木優実　　同上
武井　眞　　同上
城向裕美子　同上
白石泰之　　同上
吉井　顕　　同上
井坂　葵　　同上

まえがき

樅山幸彦 国立病院機構 東京医療センター 循環器科医長

　東京医療センター循環器科ではスタッフ医師6名と後期研修医6名，これに初期研修医（循環器科を6週間研修する）数名を加えて日常診療にあたっている。治療方針は日本循環器学会とAHA（米国心臓協会）のガイドラインに基づいているが，研修医にとってすべてのガイドラインに目を通すことは時間がかかる上，これを読んだだけでは実際に診療することは難しく，何が日常診療で重要かもわかりにくいようである。

　5年前，こうした研修医が目の前の患者さんを実際に診断し治療できるようになるための手引きとして，当科医師の力を結集して「循環器疾患診療マスターガイド」を出版した。以来，循環器疾患の治療法は大きく進歩し，ガイドラインの多くも改訂された。また読者の方々から，さらなる内容の充実を要望されたこともあり，日常臨床の合間を縫って少しずつ改訂作業を進めてきた。そして今回，最新のガイドラインを参考に大幅改訂し，「即戦力　循環器疾患診療実践ガイド」として再出発することになった。

　本書では，循環器診療に必要かつ最低限の知識が得られるように，新たに4章（狭心症，弁膜症，心筋症，心膜疾患）を追加したうえで不要な部分は削除した。なお薬剤投与法は当科で実際に用いているものであり，参考になればと思う。この小さな本を足がかりに，さらに詳しい内容や根拠となったevidenceについてはぜひ成書を読んでいただきたい。

　眼前に緑の駒沢オリンピック公園，遠くに美しい富士の姿を望む当東京医療センター循環器科には毎年2名の後期研修医が着任するとともに2名が巣立っていく。執筆者一覧に反映されるように，わずか5年の間にもメンバーは目まぐるしく入れ替わっている。そんな中で，改訂作業が無事完了できたことは喜ばしい限りである。また，今後も当科のレベルアップとともにこの本をより良いものにしていきたいと念じている。

2013年9月

目 次

1 急性冠症候群（Acute Coronary Syndrome：ACS） 1
A. 急性冠症候群の概念と分類 1
B. ST上昇型急性心筋梗塞（ST Elevation Myocardial Infarction：STEMI） 2
C. 不安定狭心症（Unstable Angina：UA）
／非ST上昇型急性心筋梗塞（NSTEMI） 16

2 狭心症（Angina Pectoris） 23
A. 安定労作性狭心症（Stable Effort Angina） 23
B. 異型狭心症 (Variant Angina) 35

3 心不全（Heart Failure：HF） 38
A. 急性心不全（Acute Heart Failure：AHF） 38
B. 心不全の慢性期治療 50

4 不整脈（Arrhythmia） 55
A. 頻脈性不整脈 55
B. 徐脈性不整脈 77

5 弁膜症（Valvular Heart Disease：VHD） 87
A. 大動脈弁狭窄症（Aortic Stenosis：AS） 87
B. 大動脈弁閉鎖不全症（Aortic Regurgitation：AR） 90
C. 僧帽弁狭窄症（Mitral Stenosis：MS） 92
D. 僧帽弁閉鎖不全症（Mitral Regurgitation：MR） 94
E. 感染性心内膜炎（Infective Endocarditis：IE） 97

6 心筋症（Cardiomyopathies） 104

- A. 肥大型心筋症（Hypertrophic Cardiomyopathy：HCM） 104
- B. 拡張型心筋症（Dilated Cardiomyopathy：DCM） 109
- C. 拘束型心筋症（Restrictive Cardiomyopathy：RCM） 114
- D. たこつぼ型心筋症（Takotsubo Cardiomyopathy） 117

7 心膜疾患（Pericardial Diseases） 119

- A. 急性心膜炎・心筋炎（Acute Pericarditis／Myocarditis） 119
- B. 収縮性心膜炎（Constrictive Pericarditis） 121
- C. 心タンポナーデ（Cardiac Tamponade） 122

8 肺血管疾患（Pulmonary Artery Diseases） 125

- A. 肺塞栓症（Pulmonary Embolism：PE） 125
- B. 肺高血圧症（Pulmonary Hypertension） 132

9 大動脈疾患（Aortic Diseases） 138

- A. 大動脈解離（Aortic Dissection） 138
- B. 大動脈瘤（Aortic Aneurysm） 143

参考文献 144

索 引 145

本書は，2008年12月発行の「循環器疾患診療・マスターガイド」（樅山幸彦 編著）を最新のガイドラインに沿って増補・改訂・再編集したものです．

■おことわり

本書記載の薬剤・製品名は一般に各開発メーカーの商標または登録商標です．
本文中では，"TM"や"®"などのマーク表示を省略いたします．

急性冠症候群
Acute Coronary Syndrome：ACS

A 急性冠症候群の概念と分類

急性冠症候群（ACS）は冠動脈の不安定プラークの破綻によって急性心筋虚血・壊死を来した疾患の総称である。適切に治療しないと突然死を含む重篤な転帰に至る可能性が高く，迅速な評価とこれに対応する治療が要求される。ACS は心電図上の ST 上昇と心筋マーカー陽性の有無によって，以下の 4 つに分類される。

① **ST 上昇型急性心筋梗塞**（ST elevation myocardial infarction：**STEMI**）
　冠血流が途絶して貫壁性に心筋壊死に至るため，心電図では ST 上昇を示し，心筋マーカーも陽性となるもの。
② **非 ST 上昇型急性心筋梗塞**（non-ST elevation myocardial infarction：**NSTEMI**）
　高度の冠血流不足から心内膜下を中心に心筋壊死を起こし，心電図では ST 上昇を示さないが，心筋マーカーは陽性となるもの。
③ **不安定狭心症**（unstable angina：**UA**）
　冠血流不足から心筋虚血を来しているが心筋壊死には至らず，心電図では ST 上昇を示さず，心筋マーカーも陰性のもの。
④ **虚血性心臓突然死**（cardiac sudden death）
　心筋壊死・虚血が原因で突然死を来したもの。

ACS の 60%が不安定狭心症（UA），40%が急性心筋梗塞（AMI）であり，AMI の 1/3 が STEMI，2/3 が NSTEMI である。

AMI の半数は不安定狭心症からの移行とされ，梗塞前狭心症症状を認める。

NSTEMI と UA は心電図所見からの鑑別が難しく，急性期の治療方針にも大きな差異がないため，通常は非 ST 上昇型急性冠症候群として一つにまとめて扱うことが多い。

B ST上昇型急性心筋梗塞（STEMI）

1. 病　態

　　冠動脈のプラーク破綻に伴う血栓形成から，冠血流が急に途絶して貫壁性に心筋壊死を来す。STEMI の 30%は発症後 1 時間以内に心室細動にて死亡し，15%は病院到着前に心停止に陥る。迅速な評価と治療が必要不可欠である。近年，CCU 管理と PCI の普及によって院内死亡率は 8%程度となっている。

2. 病歴と身体所見

　　典型的症状は前胸部痛だが，胸痛の性質は前胸部圧迫感や絞扼感として表現され（数秒で治まる痛み，刺されるような痛み，チクチクする痛みではない），下顎や左肩・左腕，心窩部に放散することも多い。NSTEMI や UA に比して STEMI の胸痛は強く，30 分以上持続し，ニトログリセリン舌下も無効である。患者には経過中最大の痛みを 10 として 10 段階で現在の痛みの強さを表現してもらう。STEMI では冷汗，呼吸困難，悪心といった随伴症状を伴うことも多い。高齢者や糖尿病例では胸部症状を訴えず，意識障害，呼吸困難，胃部不快感といった非典型的症状のみのことも多い点は要注意である。

　　身体所見では，III 音や肺野の湿性ラ音といった心不全所見と，乳頭筋不全に伴う僧帽弁閉鎖不全や心室中隔穿孔による収縮期雑音の有無に注目する。

3. 診　断

　　ACS 疑いの患者が救急外来に搬送されたら，10 分以内に病歴聴取，バイタルチェックと心電図記録を完了させる。バイタルチェックでは血圧，脈拍，体温，酸素飽和度に加え，血圧の左右差や末梢動脈触知を行う。ACS 例（特に STEMI 例）は急変リスクも高く，12 誘導心電図を記録したら心電図モニターを装着する。静脈ルート確保と採血を行い，心筋マーカー測定とともに血算，電解質（Na，K，Cl），腎機能（UN，Cr），血糖，HbA_{1c}，血中脂質をオーダーする。

　　鑑別疾患には大動脈解離，大動脈瘤破裂や急性心膜炎・心筋炎，肺塞栓症があるが，急性腹症（胆石症，胃十二指腸潰瘍穿孔，急性膵炎），逆流性食道炎や気胸，胸膜炎なども考慮する。症状と心電図から ACS の診断を行い，緊急冠動脈造影の適否を決める。

a) 12誘導心電図

　12誘導心電図は必ず最初に行われる検査である。胸部誘導は位置を油性マジックでマークし，同一の誘導位置で経時的評価ができるようにする。発症3時間以内は心筋マーカーのトロポニンTも陰性のことが多く，心電図による診断が重要である。

　STEMI の心電図所見は刻々と変化するのが大きな特徴である（図 1-1）。STEMI でも発症直後はT波増高のみを認め，数時間以内にST上昇，6～12時間後に異常Q波を示す。T波増高のみを示す超急性期は1枚の心電図では診断困難なことが多い。以前の心電図があればその比較は有用であり，ない場合にはニトログリセリン（ニトロペン）または硝酸イソソルビド（ニトロール）を1錠舌下投与し，胸痛への効果をみるとともに再度心電図を記録する。図 1-2 のように，数分の違いでもT波増高が明瞭となることも多い。1枚の心電図でST変化がないからといってACSを否定すべきではない。

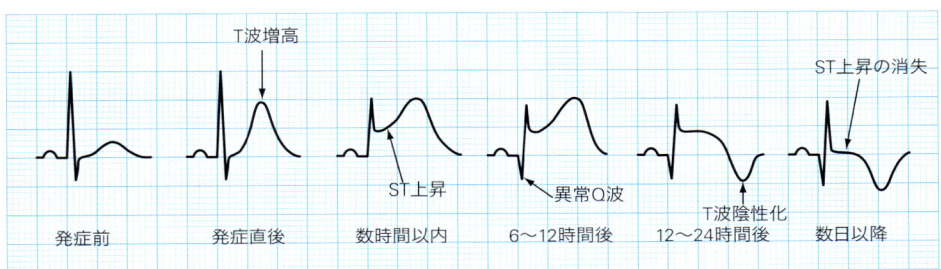

図 1-1　急性心筋梗塞の心電図変化における時間的推移

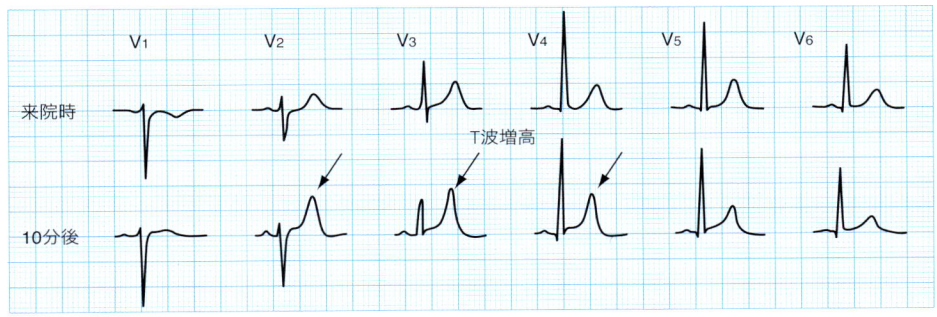

図 1-2　前壁中隔梗塞（超急性期）例　来院時T波増高は有意でないが，10分後にはV2～V4誘導でT波増高が明瞭となった．

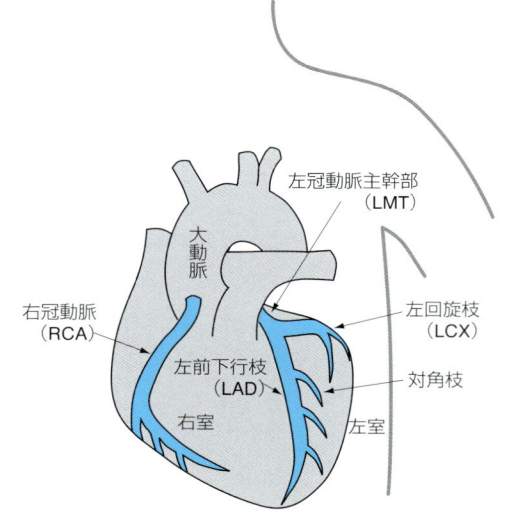

図 1-3 異常 Q 波・ST 上昇を示す誘導と梗塞部位

　STEMI では ST 上昇と異常 Q 波を示す誘導から梗塞領域を診断できる（図 1-3）。V1〜V4 誘導では前壁中隔，I, aVL, V5, V6 誘導では側壁，II, III, aVF 誘導では下壁の梗塞を意味する。背中側に位置する後壁梗塞では ST 上昇と Q 波の代わりに V1 誘導で ST 低下と R 波増高を示す。一般に広範な梗塞ほど多くの誘導で ST 上昇を認め，再灌流が得られると ST 上昇の急速な改善を認める。II, III, aVF 誘導で ST 上昇を認めて下壁梗塞が疑われる場合は，右室梗塞合併の診断のため V3R, V4R の右側胸部誘導も必ず記録する。

　STEMI では ST 上昇とともに鏡面像（mirror image）と呼ばれる ST 低下を示し，この変化は急性心膜炎との鑑別に重要である。さらに，下壁や側壁梗塞では ST 上昇より鏡面像の ST 低下が顕著なことも多く（図 1-4），これが手がかりで MI と診断されることも多い。STEMI を見逃さないためには，ST 低下を認めたら必ず他誘導で ST 上昇がないかチェックすることである。

b）心筋マーカー

　心筋マーカー測定の意義は急性心筋梗塞の診断と梗塞量の推測にある。発症後早期に上昇するものに CK とトロポニン T がある。CK やトロポニン T 上昇は心筋壊死の存在の確診に用いられるが，その値を見てから再灌流療法の適否を決定するようでは遅い。

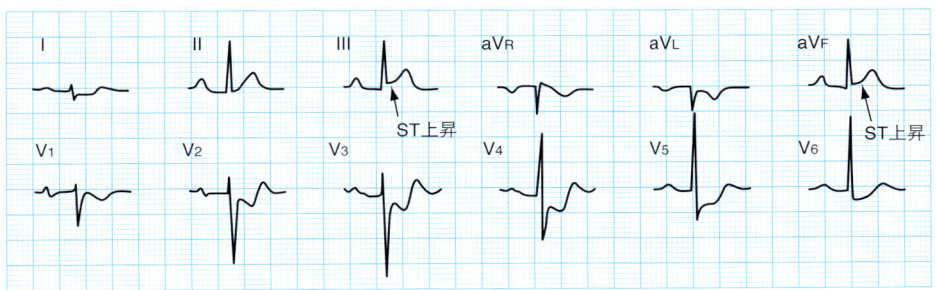

図 1-4 下壁梗塞例（超急性期） I, aVL と V2〜V6 誘導で著明な ST 低下を認めるが, III, aVF 誘導で ST 上昇を認め, この ST 低下は鏡面像といえる.

①トロポニン T

心筋の筋原線維の構造蛋白であるトロポニン T の血中濃度が一般に測定される。心筋特異性が高く, 発症後 3〜4 時間で上昇し, 1〜2 週間高値が持続する。そのため, 発症後数日して来院した患者の診断にも有用である。トロポニン T 定性の迅速診断キット（トロップ T）は血液を 1 滴垂らすだけで 20 分後には判定できる. ACS 疑い例では来院時に必ずチェックし, 同時に定量評価（血中濃度）も行う。ただし, 腎機能障害, 心不全や肺塞栓症でも陽性となりうる点は要注意である。

心臓由来脂肪酸結合蛋白 H-FABP の迅速判定キットは発症後 2 時間で陽性を示すが, トロポニン T よりも疑陽性が多く, 超急性期における急性心筋梗塞の除外診断に用いられる。

②CK（クレアチンキナーゼ）

CK は発症後 4〜6 時間で上昇し, 24 時間で最高値となる。最高値と梗塞量はほぼ相関するため, 6 時間毎の採血で CK 最高値を調べる。ただし, 再灌流療法で冠動脈閉塞が解除されると梗塞心筋から CK が一気に放出され, 血中濃度が急速に上昇し梗塞量を過大評価することになる。そのため, 発症後 72 時間のトロポニン T 濃度がより梗塞量を反映するとされる。

CK は 2 つのサブユニットからなり, 骨格筋の 90% が MM 型であるのに対し, 心筋は MM 型が 50%, 残りが心筋特異性の高い MB 型である。心筋梗塞の診断にあたっては CK-MM と CK-MB の両方を測定する. 正常では CK-MB は全 CK の 5% 以下だが心筋梗塞では 10% 以上に上昇する。

c）心エコー

　MIでは責任冠動脈の支配領域に一致した局所壁運動異常を認め，心エコー検査を行うことで心電図より正確に責任冠動脈を推測できる（図1-5）。急性期は壁運動が消失した無収縮（akinesis）を示し，再灌流が得られると1〜2週間で低収縮（hypokinesis）または正常まで回復する。

　心エコーでは責任冠動脈病変と梗塞範囲の評価が可能なだけでなく，僧帽弁閉鎖不全，心室瘤，左室内血栓や心室中隔穿孔などの合併症をも診断できる。そのためMIでは入院時に全例心エコーを実施し，緊急冠動脈造影を行う際はそれまでに心エコーを済ませておく。MI例の40%は典型的な心電図所見を示さず，そうした例では心エコーが特に有用である。胸痛とともに壁運動異常を認めればMIが強く疑われ，胸痛の存在下に壁運動異常を認めなければMIは否定的である。心エコーの基本的断面像と描出される心臓の部位を図1-6に示した。

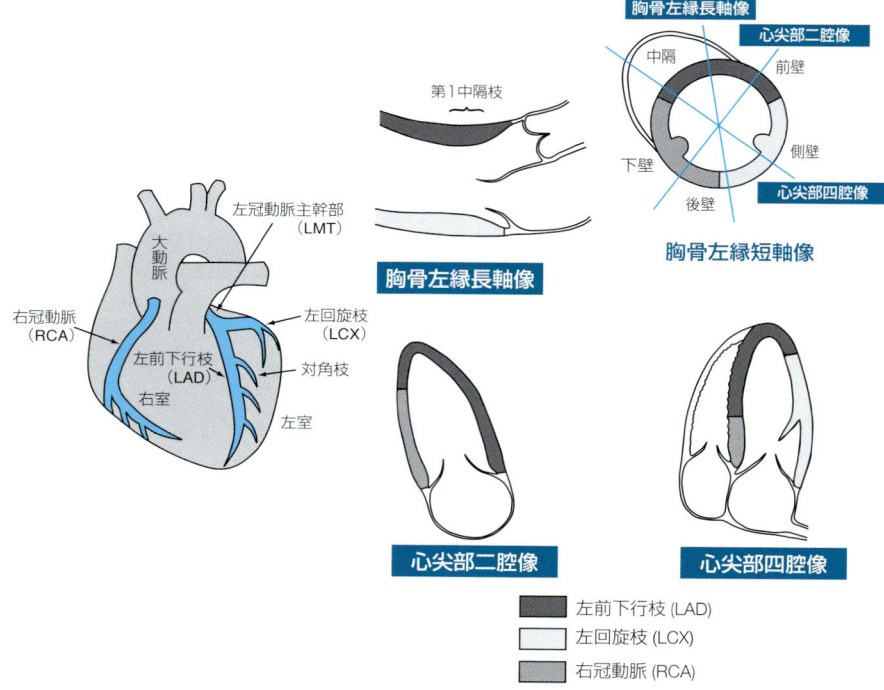

図1-5　心エコー図の各断面像と冠動脈支配領域の関係

1. 急性冠症候群

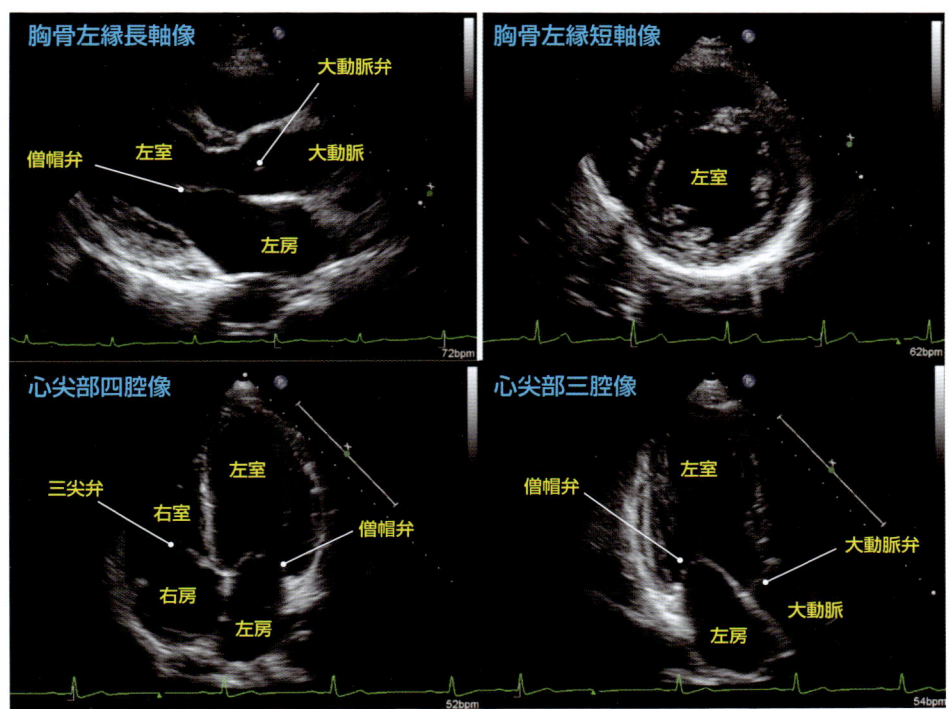

図1-6 心エコーの基本的断面像と描出される心臓の部位

4. 治療

a) 初期治療

　ACS疑いの患者が救急外来に搬送されたら，10分以内に病歴の聴取，バイタルチェックと心電図記録を完了させる。ACS例（特にSTEMI例）は急変リスクも高く，12誘導心電図を記録した後に心電図モニターを装着しておく。症状と心電図所見からACSの診断を行い，緊急冠動脈造影の適否を決定するとともに初期治療を開始する。

① **酸素投与**：原則的にSTEMI例には酸素投与を鼻カヌラ2L/分で行い，酸素飽和度＞95％（PaO_2＞80mmHg）に保つ。

② **抗血小板薬**：アレルギーがなければアスピリン162〜325mgを口腔内で噛み砕いて服用させる。当院ではバイアスピリン100mg錠を2錠投与している。

③ **硝酸薬**：胸痛が持続していれば硝酸薬（ニトロペンやニトロール）を1錠舌下投与する。ただし，低血圧（収縮期血圧90mmHg以下）や右室梗塞例では血圧低下を助長するため禁忌である。ニトログリセリン（ミオコール，ミリスロール）の持続静注は高血圧例や肺うっ血例に用いられる。

④ **鎮痛薬**：痛みによる交感神経興奮・カテコラミン放出を最小限とするため十分な鎮痛が必要であり，鎮痛薬としては塩酸モルヒネが第一選択である。モルヒネは肺血管拡張作用も有し，肺うっ血例ではその軽減も期待できる。

■塩酸モルヒネ投与法

塩酸モルヒネ（1A＝10mg/1mL）

塩酸モルヒネ1A（10mg/1mL）を生食9mLで全量10mLに希釈し，2〜3mL（2〜3mg）ずつ静注

---

b）再灌流療法

ACS疑いの患者がSTEMIと診断されたら，10分以内に再灌流療法の適否を決定する。出血性合併症のリスク（消化性潰瘍や脳血管障害・外傷の既往など）と造影剤アレルギーをチェックする。

梗塞サイズの縮小と左室機能維持から予後改善を目的として積極的に再灌流療法を行う。経皮的冠動脈形成術（primary PCI）と血栓溶解療法のいずれかを用いるが，再灌流成功率・予後などからPCIの優位性が示されており，本邦ではPCIが主流である。PCIではステント植込が圧倒的に多いが，STEMI例でもベアメタルステント（bare metal stent：BMS）に比してステント血栓症の頻度に差がなく，病変の複雑度などから薬剤溶出性ステント（drug eluting stent：DES）を使用することが多くなった。

再灌流療法のキーポイントは再灌流までの時間であり，比較的簡便な血栓溶解療法に比してマンパワーを要するPCIは開始までの時間をいかに短縮するかが重要である。PCI開始までの手順を明瞭にし，初療医・カテーテル担当医がきちんと把握することが時間短縮につながる。ガイドライン上，搬入からPCIによる再灌流まで（door to balloon time）を90分以内とすることが求められている。時間の浪費はPCIのメリットを失う。

1. 急性冠症候群

◆PCI による再灌流療法の適応
1) 発症 12 時間以内の STEMI
2) 心原性ショックや心不全を伴う STEMI
3) 血行動態が不安定もしくは房室ブロックなどの合併症を有する例
4) 発症から 12 時間以上経過していても症状が遷延している例

c) 薬物治療
①ヘパリン

ACS 例もしくは疑い例では抗血小板薬バイアスピリン 100mg 錠を 2 錠咀嚼服用とともにヘパリンを 3000～4000 単位静注する。緊急 PCI で良好な再灌流が得られた例では PCI 後ヘパリン持続点滴を行わないこともあるが，再灌流後の冠血流不良の例では少なくとも 48 時間はヘパリン持続点滴を行う。心尖部壁運動低下が著明な例では心尖部血栓の予防にヘパリン持続点滴からワルファリン内服に変更する。ヘパリン投与例ではヘパリン起因性血小板減少症や出血性合併症を早期に察知するため，活性化トロンボプラスチン時間（APTT）を毎日測定するとともに末梢血もチェックする。

■ACS 例（特に STEMI）もしくは疑い例では救急外来にて
☞ バイアスピリン 100mg 錠を 2 錠咀嚼服用し，さらに
☞ ヘパリン 3000～4000 単位静注（1A＝5000 単位/5mL）

②抗血小板薬

アスピリンは二次予防薬として死亡率と再梗塞を減らすことが示されている。全例においてバイアスピリン 100mg/日を半永久的に継続する。PCI 施行例ではクロピドグレル（プラビックス）を PCI 当日に 300mg 服用後，翌日より 75mg/日継続投与する。ベアメタルステント（BMS）留置例では最低 1 カ月，薬剤溶出性ステント（DES）留置例では原則 1 年服用する。胃潰瘍の予防にプロトンポンプ阻害薬（PPI）のパリエット 10mg，タケプロン 15mg またはネキシウム 20mg を併用する。オメプラールはクロピドグレルの活性化を阻害しうるため併用しない。

■PCI 施行例では

- バイアスピリン 100mg/日＋プラビックス 75mg/日　朝1回服用
- 胃潰瘍の予防にパリエット 10mg，タケプロン 15mg またはネキシウム 20mg も服用

③アンジオテンシン変換酵素（ACE）阻害薬

　低血圧や著明な腎機能障害など禁忌のない限り ACE 阻害薬を STEMI 全例（特に左室収縮能低下例）に開始する。ACE 阻害薬のエビデンスは欧米で確立されたが本邦のエビデンスはない。副作用の咳嗽のために服用困難例ではアンギオテンシン受容体拮抗薬（ARB）を投与する。近年，左室収縮能低下例では ACE 阻害薬に加えてアルドステロン受容体拮抗薬エプレレノン（セララ）の併用も推奨される。ACE 阻害薬開始後は高 K 血症や腎機能低下に注意し，必要に応じて減量する。特に腎機能障害例や高齢者は要注意で半量で開始するとよい。

■ACE 阻害薬の投与法と投与量

エナラプリル（レニベース）5〜10mg/日　朝1回服用
リシノプリル（ゼストリル）10〜20mg/日　朝1回服用
イミダプリル（タナトリル）5〜10mg/日　朝1回服用

■ARB の投与法と投与量

カンデサルタン（ブロプレス）4〜12mg/日　朝1回服用
バルサルタン（ディオバン）40〜160mg/日　朝1回服用
テルミサルタン（ミカルデイス）20〜80mg/日　朝1回服用
オルメサルタン（オルメテック）10〜40mg/日　朝1回服用

注意点：腎機能障害例や高齢者では半量より開始する。

④β遮断薬

　ACE 阻害薬とともに STEMI 全例に投与する。低血圧，心不全や徐脈性不整脈などの禁忌がなければ早期から開始し，心不全例でも心不全が改善した段階で少量より開始する。

■β遮断薬の投与法と投与量

ビソプロロール（メインテート）1.25～5mg/日　朝1回服用
カルベジロール（アーチスト）5～20mg/日　朝1回服用

注意点：左室収縮能低下例では少量より開始する

⑤スタチン

　血清脂質濃度はSTEMI発症後数時間で低下し始め，発症後24時間以内に採血して評価する。STEMI例では全例LDLコレステロール100mg/dL以下を目標に食事療法とスタチン（HMG-CoA還元酵素阻害薬）による薬物療法を行う。スタチンの二次予防効果は多くの大規模試験で確認され，欧米では高リスク例にはLDLコレステロール70mg/dL以下が提唱されている。スタチンの副作用として横紋筋融解症はきわめて稀だが，投与後は肝機能（GOT, GPT）とCK値を適時チェックする。

■スタチンの投与法と投与量

アトルバスタチン（リピトール）5～20mg/日　1日1回服用
ピタバスタチン（リバロ）1～4mg/日　1日1回服用
プラバスタチン（メバロチン）5～20mg/日　夕1回服用

5. 合併症

a) 心不全

　STEMIでは梗塞の範囲が広いほど左心不全は重症となり，左室心筋の40%以上が梗塞になると心原性ショックとなる。心不全の重症度分類には臨床所見によるKillip分類（表1-1）と血行動態指標によるForrester分類（表1-2）が用いられる。

　Killip III度以上の重症心不全，ショック状態ではドブタミンなどの強心薬の持続静注が必要となることが多い。その際には，心拍出量や肺動脈楔入圧の持続的評価が必要となり，スワンガンツカテーテルによる観血的血行動態モニターが有用となる。

表1-1　Killip分類

分類	身体所見	死亡率
I	心不全所見なし	5%
II	全肺野の<50%にラ音またはIII音あり	10〜20%
III	全肺野の50%以上にラ音あり	30〜40%
IV	心原性ショック	>50%

表1-2　Forrester分類

Forrester分類		肺動脈楔入圧（mmHg）	
		<18	≧18
心係数 (L/分/m^2)	≧2.2	**I群** 肺うっ血なし 心拍出量正常 一般的治療 死亡率<5%	**II群** 肺うっ血あり 心拍出量正常 血管拡張薬・利尿薬 死亡率10%
	<2.2	**III群** 肺うっ血なし 心拍出量低下 輸液 強心薬 死亡率20%	**IV群** 肺うっ血あり 心拍出量低下 強心薬 血管拡張薬・利尿薬 死亡率50%

　肺うっ血（肺動脈楔入圧≧18mmHg）はあるが心拍出量低下（心係数<2.2）のない例（Forrester II群）ではフロセミド（ラシックス）静注もしくはカルペリチド（ハンプ）持続点滴の併用で心不全は加療される。なおカルペリチドは血管拡張作用もあるため血圧低下に注意する。血圧が高い例では硝酸薬ニトログリセリン（ミオコールまたはミリスロール）の持続点滴を併用することも多い。

　肺うっ血と心拍出量低下のある例（Forrester IV群）では利尿薬に加えてドブタミン（ドブポン）の持続点滴を必要とすることが多い。血圧90mmHg以下のショック状態では昇圧作用の強いドパミン（イノバン）を開始するが，反応不良ならばドブタミンの併用，さらには大動脈バルーンパンピング（IABP）によるサポートを行うことになる。

■フロセミド投与法
フロセミド（ラシックス）（1A＝20mg/2mL）
フロセミド1/2A（10mg）静注，1時間で尿量200mL以上の流出なければ，
→ 20mg → 40mgへと増量する

■カルペリチド投与法
カルペリチド（ハンプ）（1バイアル＝1000μg）
ハンプ2V＋5％ブドウ糖液20mLとして，シリンジポンプで
0.8mL/時（体重50kgでは0.025μg/kg/分）で持続静注開始
0.2μg/kg/分まで増量可能だが血圧低下に注意する

■ドブタミン投与法
ドブタミン（ドブポン注0.3％シリンジ）（150mg/50mL）
ドブポン原液をシリンジポンプにて
3mL/時（体重50kgでは3μg/kg/分）で持続静注開始
心係数＞2.2以上を目標に20μg/kg/分まで増量可能
しかし5μg/kg/分以下で十分のことが多い

b）右室梗塞
右冠動脈近位部の閉塞による下壁梗塞に合併し，左室収縮能低下が軽度でも右室梗塞による右心不全からショック状態になりうる。下壁梗塞では10～15％の例で右室梗塞を合併するため，入院時V3R，V4Rの右側胸部誘導も必ず記録し，90％の例で右室梗塞の診断が可能である。血圧低下例ではスワンガンツカテーテルによる観血的血行動態モニターを必要とし，右房圧10～15mmHgの維持を目標に補液し，それでも血圧＜90mmHgの場合は昇圧薬ドパミンの持続点滴を併用する。

c）不整脈
STEMI急性期にはさまざまな不整脈が発生するが，その治療においては抗不整脈薬の投与だけでなく低酸素血症や電解質異常の補正が重要である。
　① **心室細動・心室頻拍**：血行動態が破綻し緊急治療を要するこれらの重篤な心室性不整脈にはすぐに電気ショックを行い，単回電気ショックに抵抗性の場合はACLSに準じて治療する。再発予防には電解質（血清カ

リウム濃度＞4.0mEq/L，マグネシウム濃度＞2.0mg/dL）や酸塩基平衡，低酸素血症などの確認を行い，誘因の除去に努める。心室細動・心室頻拍を繰り返す例ではアミオダロン（もしくはニフェカラント）の静注を行う。リドカイン持続点滴を再発予防に使用することもあるが，その際は24時間で投与を中止する。STEMI発症後48時間以内の心室細動・心室頻拍は抗不整脈薬の継続的投与は不要とされる。

■アミオダロン投与法

アミオダロン（アンカロン）（1A＝150mg/3mL）

急速初期投与：

アンカロン 125mg（2.5mL）＋5％ブドウ糖 100mL を
10分間かけて点滴静注

負荷投与：

アンカロン 300mg（2A）＋5％ブドウ糖 24mL（全量 30mL）を
5mL/時で6時間かけて点滴静注

維持投与：

アンカロン 300mg（2A）＋5％ブドウ糖 24mL（全量 30mL）を
2.5mL/時で点滴静注

■ニフェカラント投与法

ニフェカラント（シンビット）（1バイアル＝50mg）

シンビット 15mg（0.3mg/体重 1kg）＋生食 25mL（全量 25mL）を
5分間かけて静注
持続静注する場合はシンビット 2V＋生食 50mL（全量 50mL）とし，
10mg/時（5mL/時）（体重 50kg で 0.2mg/kg/時）で開始

■リドカイン投与法

キシロカイン静注用シリンジ（1A＝100mg/5mL）
オリベス1％点滴用（1パック＝2000mg/200mL）

キシロカイン静注用シリンジ 1/2A（50mg）を1分かけて静注，
5分後に残り半分 50mg を追加静注
持続静注する場合にはオリベス1％点滴用を 1mg/分（6mL/時）で開始

② **心室性期外収縮**：STEMI急性期は心室性期外収縮・非持続性心室頻拍を多く認めるが，抗不整脈薬による抑制は予後改善につながらず，電解質異常や低酸素血症など誘因をチェックして是正を行い，経過観察する。リドカインの予防的投与はむしろ死亡率を増加させるため，通常は投与しない。

③ **心房細動・心房粗動**：心房細動・粗動のコントロールに難渋することも多い。血行動態が不安定ならばすぐに電気的除細動を行う。繰り返すならば抗不整脈薬でリズムコントロールを図るが，薬剤選択には心機能を考慮する。心房細動・粗動が遷延すると抗凝固療法の継続が必要となり，PCI後では抗血小板薬2剤併用にワルファリンが加わり，その際は出血性合併症に十分な注意が必要である。

④ **房室ブロック**：2度房室ブロック（ウェンケバッハ型）は下壁梗塞に合併しやすく，一過性のことが多い。しかし再灌流で房室ブロックが増悪することもあり，PCI施行時には注意を要する。前壁中隔梗塞に合併した2度房室ブロック（モービッツ2型）や二束ブロックはヒス束下の広範な刺激伝導系障害を意味し，高率に完全房室ブロックに移行して数十秒の心停止を来すため，経皮ペーシングパッチ装着または一時的ペーシングカテーテル留置を行う。

d）機械的合併症

発症率は低い（STEMIの数%）が致死的となりうる重篤な合併症である。好発時期は二峰性で発症後24時間以内と3〜5日後にピークがある。保存的治療の致命率はきわめて高く（90%），通常緊急ないし準緊急手術の適応である。

① **自由壁破裂**：blow-out型自由壁破裂ではすぐに心タンポナーデとなって数分以内にpulseless electrical activityに陥る。直ちに心嚢穿刺し，緊急手術を行わないと救命できない。心破裂のリスクが高いのは高血圧，高齢女性，初回前壁中隔梗塞例である。

② **心室中隔穿孔**：血圧低下や胸痛などの症状とともに新たな収縮期雑音が聴取されたら必ず疑う。前壁梗塞では心尖部近く，下壁梗塞では心基部に穿孔を認めることが多く，心エコーのカラードプラ法で診断しうる。血行動態が安定していても短期予後は不良のため，緊急ないし準緊急手術の適応とされ，心不全やショック状態では手術までIABP挿入などで血行動態の安定化に努める。

1. 急性冠症候群

③ 乳頭筋断裂：新たな収縮期雑音の発生とともに急速に血行動態の破綻を来し，IABP 挿入と昇圧薬投与を必要とし緊急手術の適応となる．心エコーでの描出は比較的容易で，下壁梗塞に伴う後乳頭筋断裂のことが多い．

C 不安定狭心症（Unstable Angina：UA）／非 ST 上昇型急性心筋梗塞（NSTEMI）

1. 病態

不安定狭心症と非 ST 上昇型急性心筋梗塞（NSTEMI）は心電図で鑑別が難しく，急性期の治療にも大きな差異がないため，非 ST 上昇型急性冠症候群（NSTEACS）とすることも多い．高度の冠血流不足から心内膜下を中心に心筋虚血／心筋壊死を起こすもので，心電図では ST 上昇を示さない．

表1-3 不安定狭心症の分類（Braunwald 1989 年）

■重症度
- Class I： 新規発症の重症または増悪型狭心症
  - 最近 2 カ月以内に発症した狭心症
  - 1 日に 3 回以上発作が頻発するか，軽労作にても発作が起きる増悪型労作狭心症．安静狭心症は認めない
- Class II： 亜急性安静狭心症
  - 最近 1 カ月以内に 1 回以上の安静狭心症があるが，48 時間以内に発作を認めない．
- Class III： 急性安静狭心症
  - 48 時間以内に 1 回以上の安静時発作を認める．

■臨床状況
- Class A： 二次性不安定狭心症（貧血，発熱，低血圧，頻脈などの心外因子により出現）
- Class B： 一次性不安定狭心症（Class A に示すような心外因子のないもの）
- Class C： 梗塞後不安定狭心症（心筋梗塞発症後 2 週間以内の不安定狭心症）

■治療状況
1) 未治療もしくは最小限の狭心症治療中
2) 一般的な安定狭心症の治療中（通常量の β 遮断薬，長時間持続硝酸薬，Ca 拮抗薬）
3) ニトログリセリン静注を含む最大限の抗狭心症薬による治療中

Braunwald E: Unstable angina: classification. Circulation 1989;80:410.

2. 不安定狭心症の分類

不安定狭心症では，1989年にBraunwaldが重症度，臨床状況と治療状況を加味した分類（表1-3）を提唱した．現在もよく用いられ，治療戦略の決定にも有用である．

3. 診　断

STEMIの項で述べたように，ACS疑いの患者が救急外来に搬送されたら，10分以内に病歴聴取，バイタルチェックと心電図記録を完了し，静脈ルート確保と採血を行って心筋マーカーをチェックする．

a）12誘導心電図

水平型ST低下（J点で0.5mm以上）から急速に上向きT波へ移行するパターンが心筋虚血に特徴的とされるが，胸痛が消失した後はST低下を認めないことが多く，安静時心電図が正常でも不安定狭心症は否定できない．発作時はST低下などST-T異常を示すが，軽度のことも多く，ニトログリセリンを舌下投与して胸痛消失後に再度心電図を記録し，発作時心電図とよく比較することが重要である（図1-7）．NSTEMIは安静時心電図でST低下やT波異常を示すことも多い．深く対称的な陰性T波（冠性T波）を認めることが多く，特にV2，V3の冠性T波は左前下行枝の高度狭窄で認められるものであり，要注意である（図1-8）．広範なST低下とともにaVR誘導でST上昇を認める場合は左冠動脈主幹部病変や多枝病変が疑われる．

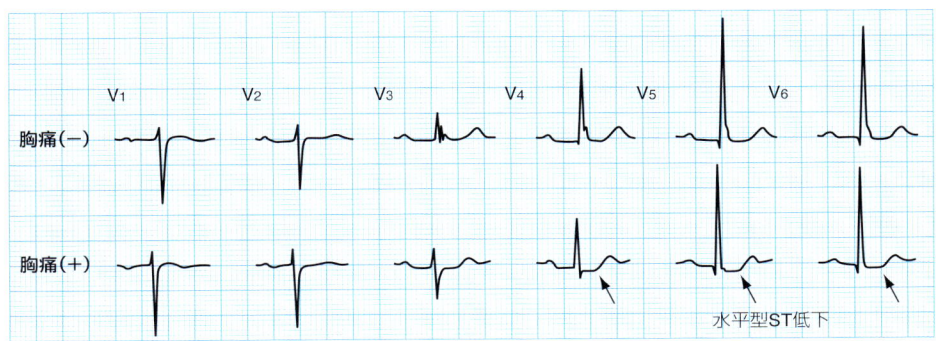

図1-7　不安定狭心症例　胸痛の発作時にはV4～V6誘導で水平型ST低下を認めるが1mm弱と軽度であり，胸痛のない時の心電図とよく比較する必要がある．

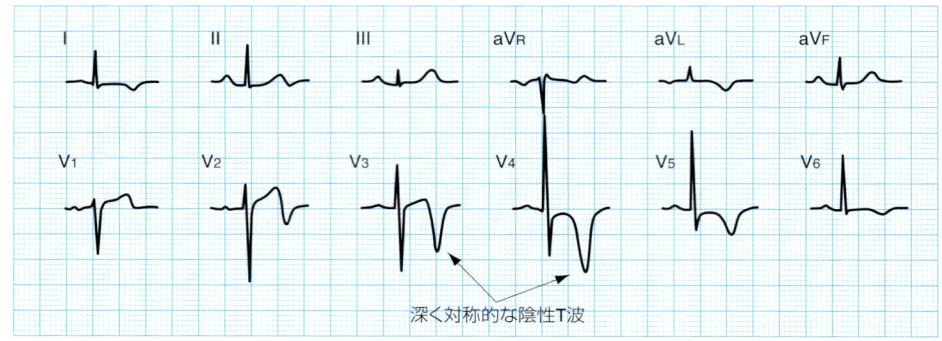

図 1-8 不安定狭心症例（左前下行枝 99％狭窄） 胸部 V2〜V5 誘導に深く対称的な陰性 T 波（冠性 T 波）を認める.

b）心エコー

胸痛とともに壁運動異常を認めれば冠動脈疾患が強く疑われ，胸痛の消失後に壁運動異常が消失する可逆的変化を認めたら急性心筋虚血と診断できる．局所壁運動異常の部位から責任冠動脈も推測しうる．STEMI に限らず，不安定狭心症／NSTEMI 例でも必ず入院時に心エコー検査を行う．なお胸痛時に壁運動異常を認めなければ冠動脈疾患は否定的である．

4. 治 療

a）リスク評価

NSTEMI／不安定狭心症では STEMI と異なり，入院時に緊急 PCI を行うか，薬物療法での安定化を行うかは議論のあるところである．しかしリスク評価で短期イベントリスクの高い例には早期（48 時間以内）に冠動脈造影を行うべきである．

表 1-4 に日本循環器学会ガイドラインのリスク分類を示す．採血でトロポニン T 陽性は NSTEMI を意味し，高リスクとなる．以前より知られている TIMI リスクスコアもあり，①年齢（65 歳以上），②三つ以上の冠危険因子（家族歴，高血圧，高脂血症，糖尿病，喫煙），③既知の冠動脈（＞50％）狭窄（＞50％），④心電図で 0.5mm 以上の ST 偏位，⑤24 時間以内に 2 回以上の狭心症症状の存在，⑥7 日間以内のアスピリン服用，⑦心筋マーカー上昇の 7 項目から算出され，2 週間以内の心血管合併症の発生頻度はスコア増加で相乗的に高くなる．

1. 急性冠症候群

表1-4 急性冠症候群（NSTEMIと不安定狭心症）における短期リスク評価

評価項目	高リスク （少なくとも下記項目のうち1つが存在する場合）	中等度リスク （高リスクの所見がなく，少なくとも下記項目のうちどれか1つが存在する場合）	低リスク （高あるいは中等度リスクの所見がなく，下記項目のどれかが存在する場合）
病歴	■ 先行する48時間中に急激に進行している	■ 心筋梗塞，末梢血管疾患，脳血管障害，冠動脈バイパス手術の既往 ■ アスピリン服用歴	
胸痛の特徴	■ 安静時胸痛の遷延性持続（＞20分）	■ 遷延性（＞20分）安静時狭心症があったが現在は消退しており，冠動脈疾患の可能性が中等度～高度である ■ 夜間狭心症 ■ 安静時狭心症（＜20分または安静かニトログリセリン舌下により寛解） ■ 安静時狭心症（＞20分）はなく過去2週間にCCSクラスIIIまたはIVの狭心症の新規発症または増悪があり，冠動脈疾患の可能性が中等度～高度である	■ 持続時間，頻度，強度が増悪している狭心症 ■ より低い閾値で生じる狭心症 ■ 過去2週間～2カ月以内の新規発症の狭心症
臨床所見	■ おそらく虚血と関連する肺水腫 ■ 新規または増悪する僧帽弁逆流音 ■ III音または新規または増悪するラ音 ■ 低血圧，徐脈，頻脈 ■ 年齢＞75歳	■ 年齢＞70歳	
心電図	■ 一過性のST変化（＞0.05mV）を伴う安静時狭心症 ■ 新規または新規と思われる脚ブロック ■ 持続性心室頻拍	■ T波の変化 ■ 異常Q波または安静時心電図で多くの誘導（前胸部，下壁，側壁誘導）におけるST下降（＜0.1mV）	■ 正常または変化なし
心筋マーカー	■ 心筋トロポニンT（TnT），I（TnI）の上昇（＞0.1ng/mL）またはCK-MBの上昇	■ TnT, TnIの軽度上昇（0.01～0.1ng/mL），CK-MBの上昇	■ 正常

日本循環器学会：非ST上昇型急性冠症候群の診療に関するガイドライン2012年改訂版より

b）急性期治療

　早期侵襲的治療戦略（early invasive）と早期保存的治療戦略（early conservative）という治療方針については，短期リスクが中等度以上ならば早期侵襲的治療戦略をとる。バイパス術やPCI既往例に狭心症症状が再発した場合も早期侵襲的治療戦略をとることが多い。ただし，early invasive＝緊急ではなく，抗血小板療法とヘパリン療法を行い，早期（48時間以内）に血行再建前提の冠動脈造影を行う。初期治療で保存的治療戦略を選択した場合や多枝疾患で責任冠動脈病変の血行再建後には残存虚血を負荷心筋シンチなどで非侵襲的に評価し，その結果で冠動脈造影とPCIを考慮する。低リスク例ならば入院後早期に運動負荷試験や心筋シンチなどで非侵襲的評価を行うが，最近は冠動脈CTを行う施設も多い。冠動脈CTは陰性的中率は高いが，腎機能障害例や高齢者では良い適応とはいえない。

c）薬物治療

①ヘパリン

　不安定狭心症／NSTEMI例の全例で，抗血小板薬内服とともにヘパリン3,000〜4,000単位静注し，活性化トロンボプラスチン時間（APTT）50〜70秒を治療域としてヘパリン持続点滴を開始する。ヘパリン起因性血小板減少症や出血性合併症を早期に察知するため，APTTを毎日測定するとともに末梢血もチェックする。

■ヘパリン投与法

ヘパリンナトリウム（ヘパリン）（1A＝5000単位/5mL）

ヘパリン3000〜4000単位を静注後に，
ヘパリン5A原液をシリンジポンプで0.6mL/時で持続静注開始

＜ヘパリン投与量のノモグラム＞

APTT 40秒未満：ヘパリン2.0mLフラッシュし，0.2mL/時増量

APTT 40〜50秒未満：ヘパリン0.1mL/時増量

APTT 50〜70秒未満：ヘパリン量はそのまま

APTT 70〜80秒未満：ヘパリン0.1mL/時減量

APTT 80秒以上：ヘパリンを1時間中止し，0.2mL/時減量して再開

ヘパリン開始6時間後にAPTTをチェック，その後は毎朝APTTをチェック．

②抗血小板薬

STEMI 例と同様に，抗血小板薬バイアスピリン 100mg 錠を 2 錠咀嚼服用した後，翌日からは 100mg/日投与する。PCI 予定例ではクロピドグレル（プラビックス）を PCI 当日（もしくは入院時より）300mg 服用後，翌日より 75mg/日継続投与する。BMS 留置例では最低 1 カ月，薬剤溶出性ステント（DES）留置例では原則 1 年服用する。胃潰瘍の予防にはプロトンポンプ阻害薬（PPI）のパリエット 10mg，タケプロン 15mg またはネキシウム 20mg を併用する。

■抗血小板薬の投与法

アスピリン（バイアスピリン）100mg 錠を 2 錠咀嚼服用した後，
翌日より**バイアスピリン 100mg/日**　朝 1 回服用

PCI 施行例では
PCI 当日に**クロピドグレル（プラビックス）300mg** 服用後，
翌日より**プラビックス 75mg/日**　朝 1 回服用を併用する．

③硝酸薬

胸痛が遷延した例や中等度～高リスク例では，ニトログリセリン（ミオコール，ミリスロール）持続静注を入院後 24～48 時間もしくは冠動脈造影施行まで行うことが多い。血圧の低い例ではニトログリセリンでなく，硝酸イソソルビド（ニトロール）もしくは ニコランジル（シグマート）を持続静注する。

■冠血管拡張薬の投与法

ニトログリセリン（ミオコール）（1 ソフトバック＝25mg/50mL）
　ミオコール原液をシリンジポンプにて 2mL/時で持続静注開始
　血圧と症状で適時増減し，12mL/時まで増量可能

硝酸イソソルビド（ニトロール）（1 バイアル＝25mg/50mL）
　ニトロール原液をシリンジポンプにて 4mL/時で持続静注開始
　適時増減し，10mL/時まで増量可能

ニコランジル（シグマート）（1 バイアル＝48mg）
　シグマート 1V を生食で溶解して全量 48mL とし，2mL/時で持続静注開始
　適時増減し，6mL/時まで増量可能

④β遮断薬

心筋酸素消費量を減少させて心筋虚血を緩解させ,心筋梗塞への移行も減少させる。安静時心拍数 70/分未満を目標に,低血圧,心不全や徐脈性不整脈の合併などの禁忌がなければ早期から投与開始する。

■β遮断薬の投与法と投与量

ビソプロロール（メインテート）2.5～5mg/日　朝1回服用
カルベジロール（アーチスト）5～20mg/日　朝1回服用

注意点：左室収縮能低下例では少量より開始する。

⑤スタチン

NSTEMI/不安定狭心症例では早期にスタチンを開始することで心血管イベントを抑制することが示され,全例に入院後早期からスタチンを開始しLDL コレステロール 100mg/dL 以下を目標とする。スタチンの副作用として横紋筋融解症は極めて稀だが,投与後は肝機能（GOT, GPT）と CK 値をチェックする。

■スタチンの投与法と投与量

アトルバスタチン（リピトール）5～20mg/日　1日1回服用
ピタバスタチン（リバロ）1～4mg/日　1日1回服用
プラバスタチン（メバロチン）5～20mg/日　夕1回服用

⑥降圧薬

血圧 140/90mmHg 未満（糖尿病・腎疾患合併例は 130/80mmHg 未満）を目標に治療を行う。降圧薬では β 遮断薬と ACE 阻害薬（もしくは ARB）が第一選択となるが,必要に応じてアムロジピン（ノルバスク）などの長時間作用型カルシウム拮抗薬を併用する。

狭心症
Angina Pectoris

安定労作性狭心症（Stable Effort Angina）

1. 病態

　　冠動脈の粥状硬化で内径が 50% 以上狭くなると，労作時に心筋は酸素不足になって胸痛を起こす。これを労作性狭心症という。内径が 99% 近くまで狭くなると安静時にも発作を起こし，心筋梗塞への移行率も高くなり，不安定狭心症といわれる状態になる。労作性狭心症のうち直近 1 カ月以内に発作を起こすようになった例（de novo effort angina）や以前より軽度の労作で発作を起こす例（worsening effort angina）は安静時に発作を起こす例（rest angina）とともに不安定狭心症に分類される。いつも決まった程度の労作でのみ発作を起こす例を安定労作性狭心症（stable effort angina）と呼ぶ。

2. 病歴

　　病歴では胸部症状の性状，部位，持続時間，出現や消失の様子を聴取する。痛みは前胸部圧迫感や絞扼感として表現され，下顎や左腕，心窩部に放散することも多い。持続時間は数分以内が多く，安静 1〜2 分で消失する。30 分以上持続する場合は非虚血性か心筋梗塞への進展を考える。労作性狭心症の重症度分類ではカナダ心臓血管協会（CCS）分類がよく用いられ，日常生活の運動閾値から 4 段階に分類される。高血圧，脂質異常症，糖尿病，喫煙歴と家族歴といった 5 大危険因子の有無についても必ず問診する。

表 2-1　カナダ心臓血管協会（CCS）の労作性狭心症の重症度分類

I 度	日常の身体活動では症状なく，激しい，急激または長時間の労作で出現．
II 度	日常の身体活動がわずかに制限． 早足や急いでの階段・坂道，食後，寒冷や起床後数時間での労作で出現．
III 度	日常の身体活動が著しく制限． 200m 程度の平地歩行や階段の昇りで出現．
IV 度	わずかな労作や安静時にも出現．

3. 診断

a) 12誘導心電図

　水平型ST低下（J点で0.5mm以上）から急速に上向きT波へ移行するパターンが心筋虚血に特徴的とされるが，労作性狭心症例では安静時心電図でST低下を認めないことが多く，50%の例では心電図は正常である。狭心症例は高血圧を合併することが多く，心筋虚血より高血圧に伴う左室肥大のためST低下を示していることが多い。

b) 運動負荷心電図

　運動負荷試験は労作性狭心症の診断に不可欠な検査のひとつである。心筋酸素需要量は心拍数に比例して増加し，運動負荷によって心拍数を上昇させて心筋虚血を誘発する。ベルト上を走る多段階運動負荷のトレッドミル運動負荷試験と2段の階段を3分間昇降するダブルマスター運動負荷試験がよく用いられる。

①トレッドミル運動負荷試験

　トレッドミル多段階運動負荷ではBruceのプロトコールが最も一般的で，3分毎にベルトの速度と傾斜が増す。各段階の運動量はMETsで表し，1METを安静臥位の酸素需要量3.5mL/kg/分とする。Bruceプロトコールの第1段階は5METs，第2段階は7METs，第3段階は10METsに相当し，狭心症例の多くは第2〜3段階で胸痛や心電図変化を来す。目標心拍数は年齢別の予測最大心拍数の85%（または90%）とする。図2-1のように，狭心症ではST低下の出現後に胸痛を自覚し，運動終了後に胸痛の消失からしばらくしてST低下も消失することが多い。運動負荷試験の診断感度と特異度は70%前後（1枝病変で50%，2枝病変で70%，3枝病変で90%）とされる。

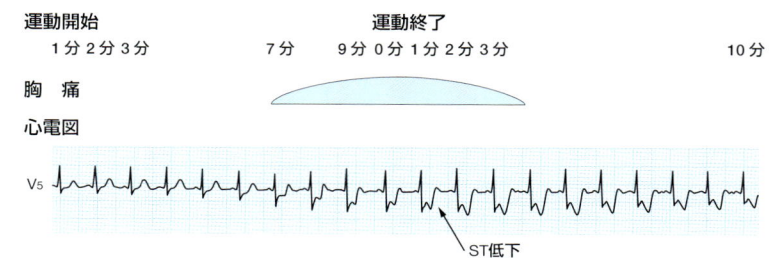

図2-1　運動負荷試験での胸痛とST低下の出現時期

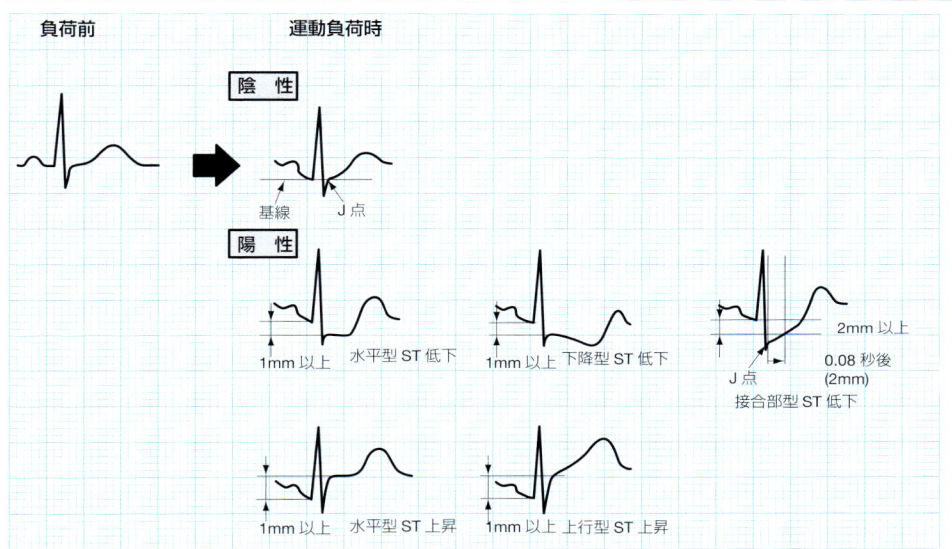

図 2-2 トレッドミル運動負荷試験の陽性基準

判定基準（図 2-2）：安静時と比較して，J 点で 1mm 以上の水平型または下降型 ST 低下を陽性とし，右肩上がりの接合部型 ST 低下では J 点より 0.08 秒後（2mm）で 2mm 以上低下した時に陽性とする（図 2-3）。安静時すでに ST 低下のある例では付加的に上記 ST 低下を生じた時に陽性とするが特異度は低く，負荷心筋シンチが推奨される。水平型と下降型 ST 低下は接合部型より信頼性が高く，ST 低下の程度が強いほど，また ST 低下の出現する心拍数が少ないほど重症である。しかし ST 低下を示す誘導から心筋虚血の部位（狭窄病変）を推測することは難しい。J 点で 1mm 以上の水平型または上行型 ST 上昇も陽性とする。この所見は運動負荷試験の数％に認める。ST 上昇を示すものの多くは心筋梗塞例で，発症後数カ月以内で安静時に異常 Q 波と ST 上昇を認める心室瘤を伴う例に多い。

左脚ブロックと WPW 症候群は左室伝導異常のため安静時 ST 変化を有し，運動時 ST 変化は狭心症の有無に関係なく増大する。左室肥大の strain pattern を示す例も運動時 ST 低下は増大する。これらの例では陽性基準を満たしても判定不能とする。ジギタリス服用例では，ジギタリス効果で安静時 ST 変化がある場合には運動時 ST 変化は増大するため，陽性基準を満たしても判定不能とするが，安静時 ST 変化がない場合にはジギタリスの影響は

2. 狭心症

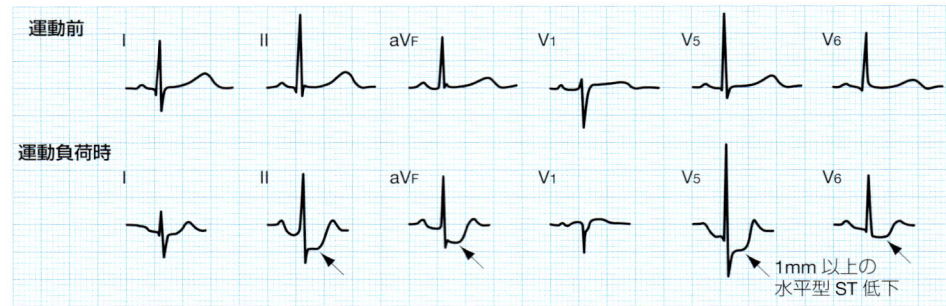

図2-3　運動負荷陽性例
II, aVF, V5, V6誘導で1mm以上の水平型ST低下を認める.

少なく，通常の基準で判定できる．左脚ブロック，WPW症候群，左室肥大のstrain patternを示す例およびジギタリス服用例でST変化を伴う場合，狭心症の診断には単なる運動負荷試験でなく，運動負荷心筋シンチを行う．

②ダブルマスター2階段運動負荷試験

1段の高さが23cmの2段の階段を，年齢，性別，体重に基づいた規定回数を3分間で昇降する（シングル負荷は半分の回数を1分半で行う）．ダブルマスター負荷の運動量は5〜6METsに相当し，虚血の誘発に十分な負荷量とはいえず診断感度は65%と低い．しかし1枝病変例35%に対し3枝病変例は70%以上で陽性となり，陽性例は3枝病変の可能性が高い．

判定基準（図2-4）：安静時と比較して，J点で0.5mm以上の水平型または下降型ST低下，接合部型ST低下はJ点で2mm以上を陽性とする．トレッドミル試験とは判定基準が異なる．J点で0.5mm以上の水平型または上行型ST上昇も陽性とする．

c) 心エコー

狭心症では発作時（胸痛時）以外は左室壁運動は正常なことが多く，左室壁運動が正常でも狭心症は否定できない．逆に，非発作時に低収縮を認めるならば，99%以上の高度狭窄か以前に非貫壁性梗塞を起こしたと考える．

安静時左室壁運動は正常でも運動によって虚血が誘発されると低収縮となり，狭心症の診断に運動負荷心エコーが用いられた．しかし運動中や運動直後の心エコー記録の技術的困難さのため一般的ではない．強心薬ドブタミンを用いた薬物負荷心エコーは負荷中記録が容易なため運動負荷より一般的である．心室頻拍など重篤な副作用の頻度は1%以下で心筋シンチと同程

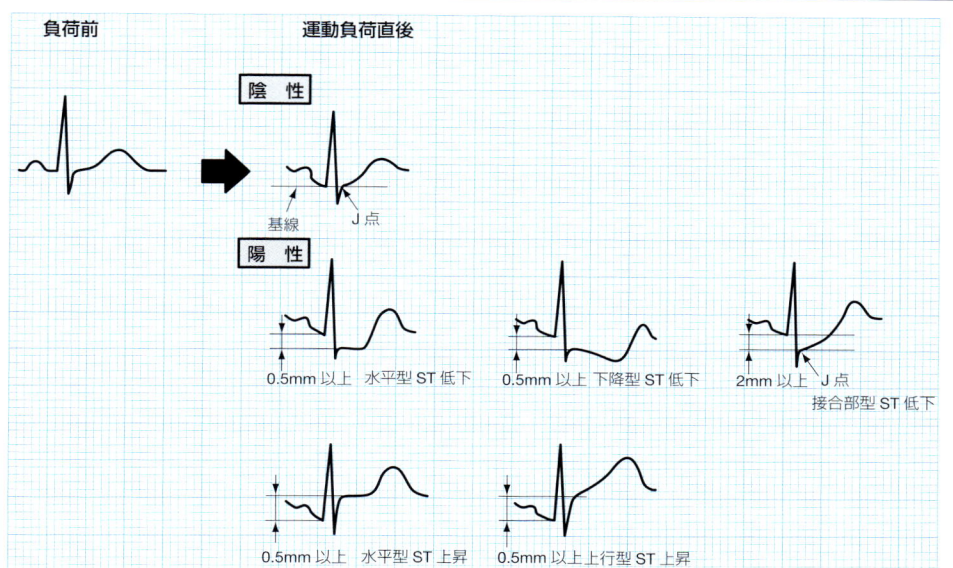

図 2-4 マスター運動負荷試験の陽性基準

度の診断精度をもつ。しかし，それだけの診断精度を得るには熟練を要し，負荷心エコーがその施設でルーチンになる必要がある。

　一般にドブタミンは持続静注で 5 μg/kg/分で開始，3 分毎に 10, 20, 30, 40 μg/kg/分まで増加する。負荷前，負荷中および負荷後に胸骨左縁長軸像，短軸像（乳頭筋レベル）と心尖部四腔像，二腔像の 4 つの view を記録し，壁運動異常の出現または増悪を認めたら陽性とする。負荷中は各段階の 2 分半〜3 分に壁運動を記録し，壁運動異常は左室を 16 領域に分け，正常，低収縮，無収縮，奇異性収縮の 4 段階で評価する。

d）薬剤・運動負荷心筋シンチ

　心筋シンチでは，タリウム（^{201}Tl）やテクネチウム（^{99m}Tc）など心筋血流に比例して心筋に取り込まれる放射性医薬品を投与し，心筋虚血や viability の評価に用いる。虚血の誘発にトレッドミル運動負荷もしくはアデノシンまたはジピリダモールによる薬物負荷を行い，その最大負荷時に心筋血流製剤を静注して負荷時像を撮像する（図 2-5）。

2. 狭心症

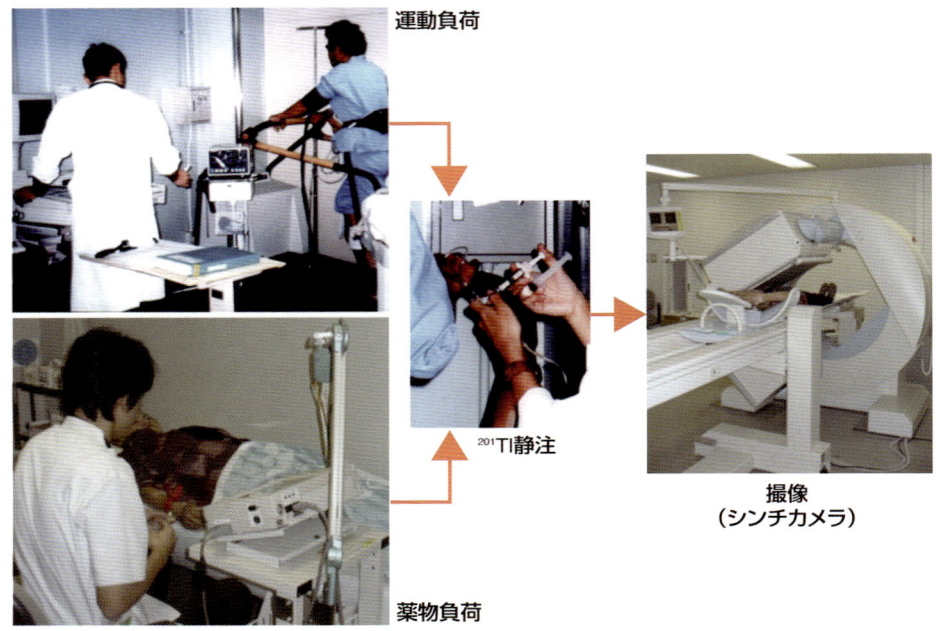

図 2-5 負荷心筋シンチ

　^{201}Tl は K$^+$ と同様に Na-K ポンプによる能動輸送で心筋細胞に取り込まれ，^{99m}Tc は受動拡散で心筋細胞に取り込まれる。^{201}Tl では心筋細胞から洗い出しがあるため負荷時像と 3 時間後の遅延像を撮像して比較すると，虚血では遅延像で再分布を示すが梗塞では再分布を認めないことから虚血と梗塞の鑑別が可能である(図 2-6)。^{99m}Tc は洗い出しがないため負荷時像のみを撮像し，虚血か梗塞の鑑別には新たに安静時像を撮像する必要がある。そのため，心筋梗塞既往例や狭心症の可能性が高い例は ^{99m}Tc でなく ^{201}Tl を用いる。負荷心筋シンチの診断感度は 80〜90％，特異度は 80〜90％とされる。単なる運動負荷試験でなく，負荷心筋シンチのよい適応は左脚ブロック例や左室肥大・ジギタリスによる ST-T 異常例，心筋梗塞既往例である。心筋シンチは虚血の有無だけでなく，虚血の重症度や冠動脈狭窄部位の診断，虚血と梗塞の鑑別，さらに心筋 viability（残存心筋）の評価が可能である（図 2-7）。正常部位（最大値）との比較による局所の uptake（％ uptake）が 75％以上は正常，50〜75％は集積低下，50％未満は高度集積低下とする。心筋 viability の評価として，％ uptake が 50％以上の部位は viability（＋）とする。

2. 狭心症

図 2-6 ²⁰¹Tl 負荷心筋シンチにおける虚血と梗塞の鑑別（左室短軸像）

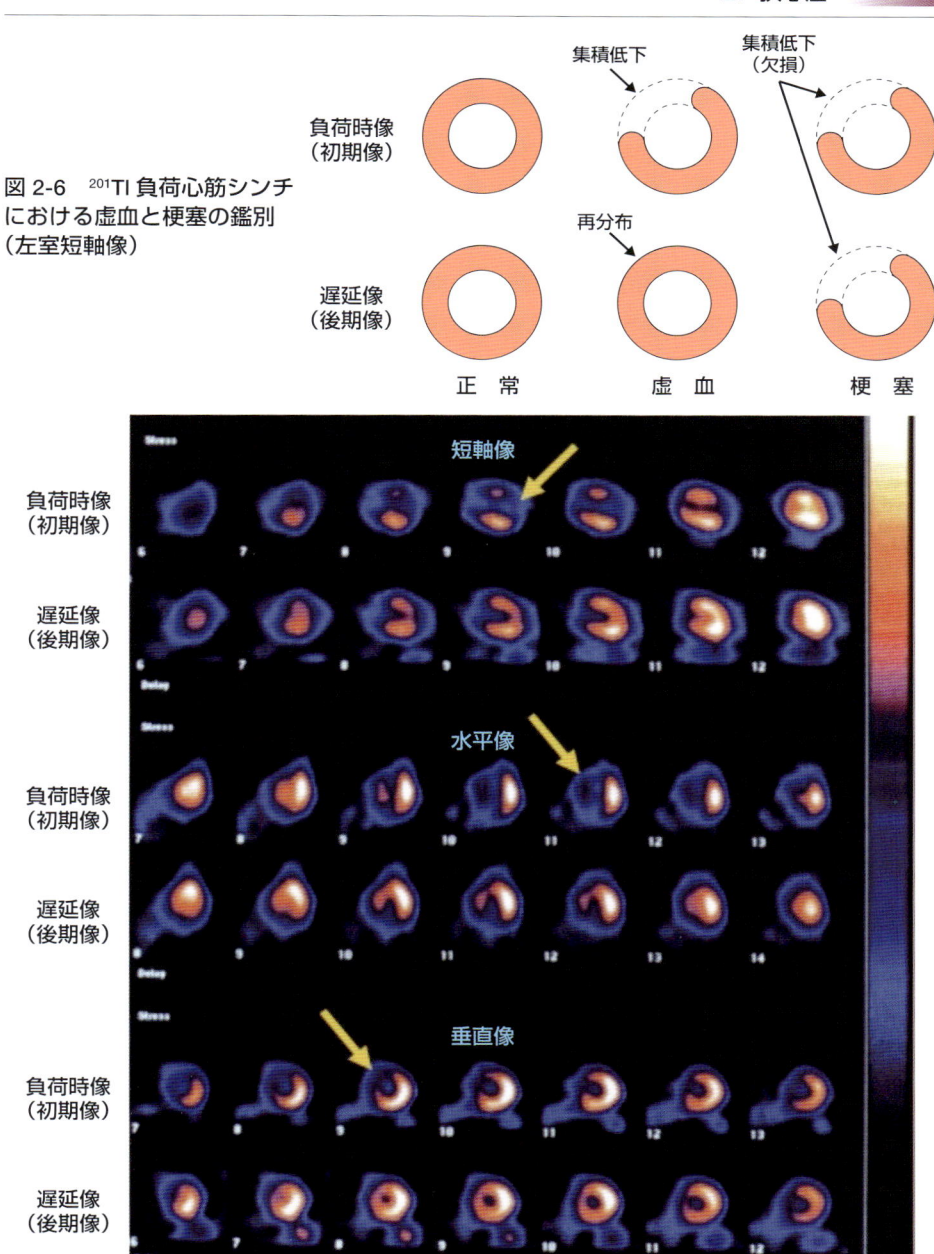

負荷時像（初期像）／遅延像（後期像）
正常　虚血　梗塞
集積低下／再分布／集積低下（欠損）

図 2-7 ²⁰¹Tl 負荷心筋シンチの狭心症例
負荷時像で前壁中隔の基部から心尖部に集積低下（矢印）を認め，遅延像で再分布を示し，左前下行枝の近位部病変による虚血が疑われる

e）冠動脈 CT

　近年普及したマルチスライス CT では 6〜12 秒の撮像時間で冠動脈を非侵襲的に描出できる。冠動脈狭窄の診断感度は 83〜99％，特異度は 93〜98％とされ，陰性的中率は 95〜100％と高い。放射線被ばく，造影剤の使用，強い石灰化病変や不整脈例では十分な評価ができないという問題点があるが，高い陰性的中率から軽度〜中等度リスクの患者で冠動脈疾患を否定するのに用いられる。

f）心臓カテーテル検査

　冠動脈疾患の心臓カテーテル検査では冠動脈造影と左室造影が行われる。冠動脈造影は冠動脈狭窄の有無，部位と狭窄度を評価するための golden standard である。心筋虚血については評価できないが，PCI やバイパス術といった治療方針を決める上で欠かせない。しかし，侵襲的検査であり，検査の必要性と合併症の可能性を十分説明した上で同意を得る必要がある。

①検査の危険性と注意点

　冠動脈造影による死亡の頻度は 0.2％以下，主要合併症（脳血管障害，心筋梗塞など）は 0.5％以下だが，左主幹部病変，重症 3 枝病変，低心機能例，高齢者は合併症の危険が高まる。造影剤による腎機能障害にも注意し，eGFR 60mL/分/1.73m^2 以下の例では検査 12 時間前から生理食塩水 500mL の負荷を行う。ただし，心機能低下例では心不全にならないように調整する。

　橈骨動脈穿刺は大腿動脈穿刺に比べて穿刺部合併症の血腫や仮性動脈瘤が少なく，心筋梗塞や脳血管障害などの心血管合併症も少ない。検査後の止血用押圧器具として TR バンドが使用できる。TR バンドは橈骨動脈に挿入したシースを 2〜3cm ほど抜き，バンドのマーカーを穿刺部に合わせて装着し，専用注入器で空気を注入する。シースを抜去し穿刺部から出血がないことを確認する（空気注入量は 18mL 以下にする）。装着 30 分後に止血を確認しながら 2mL 空気を抜き，以後 2 時間ごとに 2mL ずつ減圧するが，出血を認めた場合は 1mL 空気を追加する。残りの空気が 6〜8mL となって出血がなければ解除しうる。一方，大腿動脈穿刺では通常手押さえで圧迫止血するが，コラーゲン使用吸収性局所止血材アンギオシールを用いることもある。

②冠動脈造影

　冠動脈造影では狭窄の有無，部位と狭窄度，さらに病変の形態を評価する。冠動脈主要分枝の名称は AHA 分類がよく用いられる（図 2-8）。病変の狭窄

度も AHA 分類で記載することが多く，視覚的に計測して狭窄度が 25％以下の狭窄を 25％狭窄，26～50％の狭窄を 50％狭窄，51～75％の狭窄を 75％狭窄，76～90％の狭窄を 90％狭窄，91～99％の狭窄を 99％狭窄，完全閉塞は 100％閉塞と表記する。そして 75％以上の狭窄を有意狭窄とし，主要冠動脈の右冠動脈，左前下行枝と左回旋枝のうち 75％以上の狭窄がある罹患枝数で 1 枝病変（1VD），2 枝病変（2VD），3 枝病変（3VD）とする。左冠動脈主幹部に狭窄がある場合は左主幹部病変（LMT disease）と呼ぶ。病変の形態分類では PCI 成功率に関連する ACC/AHA の病変形態分類を使用することが多い。Type A 病変は低リスクで PCI の成功率 85％以上，Type B 病変は中等度リスクで同成功率 60～85％，Type C 病変は高リスクで同成功率＜60％とされる。

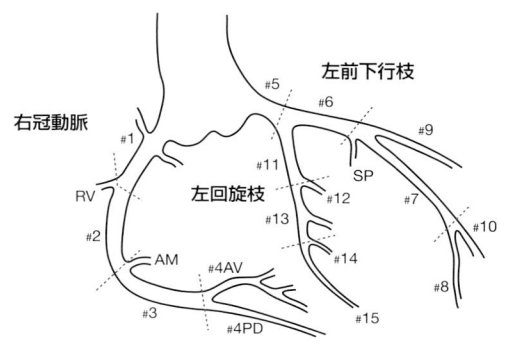

図 2-8　冠動脈主要分枝の名称（AHA 分類）

右冠動脈（RCA：Right coronary artery）：
　#1：近位部，#2：中間部，#3：遠位部
　#4：後下行枝の#4AV と後側壁枝の#4PD に分ける．
左主幹部（LMT：Left main trunk）：#5
左前下行枝（LAD：Left anterior descending coronary artery）：
　#6：近位部（LAD 起始部から最初の中隔枝（septal branch）を分岐するまで）
　#7：中間部，#8：遠位部
　#9：第 1 対角枝（D1：first diagnal branch）
　#10：第 2 対角枝（D2：second diagnal branch）
左回旋枝（LCX：Left circumflex coronary artery）：
　#11：近位部
　#12：鈍縁枝（OM：obtuse marginal cranch）
　#13：遠位部
　#14：後側壁枝（PL：posterolateral branch）
　#15：後下行枝

■ACC／AHAの病変形態分類

Type A 病変：

　限局性病変（病変長＜10mm）

　求心性病変（concentric）

　病変部の屈曲なし（＜45°）

　辺縁平滑，非石灰化・軽度石灰化病変

　非完全閉塞病変，非入口部病変，非分岐部病変，血栓なし

Type B 病変：

　円筒状病変（病変長 10〜20mm）

　偏心性病変（eccentric），

　病変近位部の中等度屈曲，病変部の中等度屈曲（45〜90°）

　辺縁不整，中等度・高度石灰化病変

　3カ月未満の完全閉塞病変，入口部病変，分岐部病変，血栓あり

Type C 病変：

　びまん性病変（病変長＞20mm）

　近位部の高度屈曲，病変部の高度屈曲（＞90°）

　3カ月以上の慢性完全閉塞病変（CTO），主要側枝保護不能病変，静脈グラフト病変

②左室造影と大動脈造影

　左室造影は左室の収縮能を評価するもので，局所壁運動異常の評価および左室駆出率（LVEF）の算出に用いる。壁運動異常には壁運動の低下した低収縮（hypokinesis），壁運動の欠如した無収縮（akinesis），収縮期に心室壁が外側に膨隆する奇異性収縮（dyskinesis）と拡張期にも外側に膨隆している心室瘤（aneurysm）がある。通常は右前斜位 30°と左前斜位 60°の 2 方向を撮像し，図 2-9 のように左室の区域を分類して評価する。右前斜位では前壁，心尖部と下壁の壁運動とともに左室駆出率（LVEF）の算出を行い，左前斜位では中隔と側壁の壁運動を評価する。

　左室造影では僧帽弁閉鎖不全の重症度も評価でき，Ⅰ度：左房内に逆流ジェットを認めるが 1 拍毎に消退，Ⅱ度：数拍で左房全体が造影剤で染まる，Ⅲ度：左房と左室が同程度に染まる，Ⅳ度：1 拍で左房全体が染まり，左房が左室より濃くなる，これら 4 段階で評価する（Sellers 分類）。

2. 狭心症

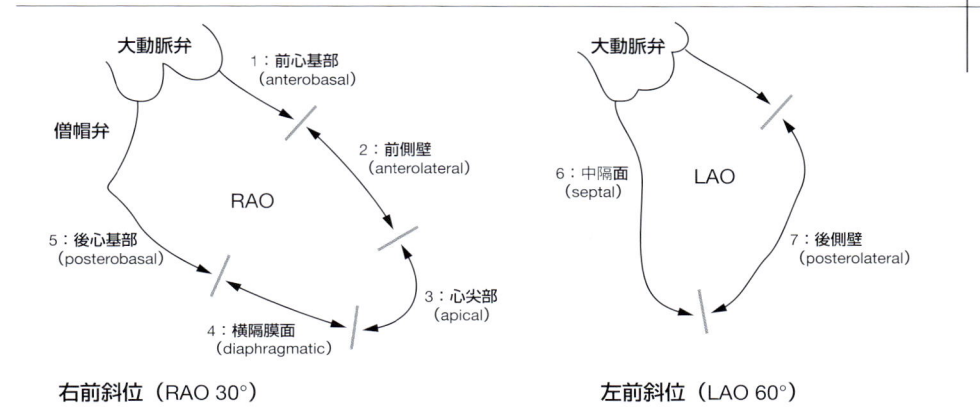

```
大動脈弁                         大動脈弁
                1：前心基部                          
                  (anterobasal)                    
僧帽弁                                              
                  2：前側壁           6：中隔面       
                  (anterolateral)    (septal)   LAO
            RAO                                   
5：後心基部                                          7：後側壁
(posterobasal)                                     (posterolateral)
                  3：心尖部
                  (apical)
        4：横隔膜面
        (diaphragmatic)

      右前斜位（RAO 30°）              左前斜位（LAO 60°）
```

図 2-9　左室造影における左室の区域

　大動脈造影は大動脈弁閉鎖不全の重症度を評価するもので，I 度：左室内に逆流ジェットを認める，II 度：左室全体が造影剤で薄く染まる，III 度：左室と大動脈が同程度に染まる，IV 度：左室が大動脈より濃くなる，これら 4 段階で評価する（Sellers 分類）。

4. 治　療

a）経皮的冠動脈形成術（PCI）と冠動脈バイパス術（CABG）の適応

　狭心症の治療には薬物療法，PCI と CABG がある。1 枝病変例では 3 つの治療法で予後に差はない。PCI が予後を改善もしくは心筋梗塞のリスクを減らすとは示されていないが，狭心症発作の軽減といった QOL 改善に有用であり，心筋虚血に伴う症状または他覚的所見を有する 1 枝病変例では PCI の適応となる。一方，左前下行枝近位部病変を含む 2 枝病変例，3 枝病変例および左主幹部病変例では，PCI より CABG が予後を改善し CABG の適応となる。PCI の原則禁忌として，①左主幹部病変，②3 枝病変で 2 枝の近位部閉塞，③血液凝固異常，④静脈グラフトのびまん性病変，⑤慢性閉塞で成功率の極めて低いもの，⑥側副血行路の派生血管の病変（jeopardized collaterals）がある。

b）薬物療法

①抗血小板薬

　急性冠症候群と同様，バイアスピリン 100mg/日は全例で服用し半永久的に継続する。PCI 予定例はクロピドグレル（プラビックス）を PCI 当日（も

しくは入院時より）300mg 服用，翌日より 75mg/日内服とする。BMS 留置例は最低 1 カ月，DES 留置例は原則 1 年服用する。胃潰瘍の予防にプロトンポンプ阻害薬（PPI）のパリエット 10mg，タケプロン 15mg またはネキシウム 20mg を併用する。

■**抗血小板薬の投与法**
アスピリン（バイアスピリン）100mg/日　朝 1 回服用
　PCI 施行例では
　PCI 当日（もしくは入院時より）
　クロピドグレル（プラビックス）300mg 服用，
　翌日より**プラビックス 75mg/日**　朝 1 回服用を併用する

② **β遮断薬**

心筋酸素消費量を減少させて心筋虚血を緩解し，労作性狭心症では第一選択薬である。心筋酸素消費量は心拍数に比例し，心拍数低下作用の強い β_1 選択性ビソプロロールは β_1 非選択性カルベジロールより有効である。

■**β遮断薬の投与法と投与量**
ビソプロロール（メインテート）2.5〜5mg/日　朝 1 回服用
カルベジロール（アーチスト）5〜20mg/日　朝 1 回服用

③ **スタチン**

血清脂質濃度（LDL，HDL コレステロール，中性脂肪）を評価後，LDL コレステロール 100mg/dL 以下を目標にスタチンを投与する。スタチンの副作用の横紋筋融解症はきわめて稀だが，投与後は肝機能（GOT，GPT）と CK 値をチェックする。

■**スタチンの投与法と投与量**
アトルバスタチン（リピトール）5〜20mg/日　1 日 1 回服用
ピタバスタチン（リバロ）1〜4mg/日　1 日 1 回服用
プラバスタチン（メバロチン）5〜20mg/日　夕 1 回服用

④降圧薬

血圧 140/90mmHg 未満（糖尿病・腎疾患合併例は 130/80mmHg 未満）を目標に治療する。降圧薬は ACE 阻害薬（もしくは ARB）を用い，必要に応じてアムロジピン（ノルバスク）など長時間作用型カルシウム拮抗薬を併用する。

■ACE 阻害薬の投与法と投与量
エナラプリル（レニベース）5〜10mg/日　朝1回服用
リシノプリル（ゼストリル）10〜20mg/日　朝1回服用
イミダプリル（タナトリル）5〜10mg/日　朝1回服用

■ARB の投与法と投与量
カンデサルタン（ブロプレス）4〜12mg/日　朝1回服用
バルサルタン（デイオバン）40〜160mg/日　朝1回服用
テルミサルタン（ミカルデイス）20〜80mg/日　朝1回服用
オルメサルタン（オルメテック）10〜40mg/日　朝1回服用

B 異型狭心症

1. 病態

冠動脈の一過性過収縮（冠攣縮）で生じる狭心症を冠攣縮性狭心症というが，冠攣縮は安静時狭心症だけでなく労作性狭心症や心筋梗塞の発症にも関与する。欧米人に比して日本人は頻度が高く，狭心症の 30〜40% は冠攣縮性狭心症とされる。安静時狭心症のうち，特に発作時心電図で ST 上昇を示すものを異型狭心症と呼び，一般に予後は良好だが急性心筋梗塞や突然死を起こすこともある。

2. 病歴

前胸部圧迫感を安静時，特に夜間から早朝にかけて自覚することが多い。持続時間は数分〜15 分と労作性狭心症より長く，冷汗を伴うことがある。日中の労作では誘発されず，飲酒や過呼吸で誘発されることがある。危険因子として喫煙が知られる。

3. 診 断

a) 12誘導心電図・ホルター心電図

非発作時の12誘導心電図は正常のことが多い。発作時は冠攣縮の責任領域に一致した誘導にST上昇を認めるが、発作時心電図が記録されることは少ない。発作時の心電図でST変化を認めない場合、狭心症は否定的である。

非侵襲的で最も有用な検査法に24時間ホルター心電図がある。異型狭心症ではホルター心電図で胸痛を伴うST変化を20〜30%の例で記録される。

b) 心臓カテーテル検査

ホルター心電図で発作時心電図が記録されない場合は、診断のために冠動脈造影とアセチルコリン負荷による冠攣縮誘発試験を行う。試験前はカルシウム拮抗薬と硝酸薬を2日間以上休薬する。アセチルコリン負荷では、胸痛、ST変化とともに冠動脈の一過性の完全・亜完全閉塞（＞90%狭窄）を認めた時に陽性とする。アセチルコリン負荷の診断感度は90%前後、特異度は100%である。エルゴノビン負荷は誘発される冠攣縮が遷延してショックや心停止を来しうるためアセチルコリンを使用する。

アセチルコリン負荷ではアセチルコリンで一時的に高度除脈が出現するため、試験前に一時的ペースメーカーを挿入する。左右冠動脈のコントロール造影後、アセチルコリンを20秒で冠動脈内へ注入し、注入開始から1分後に冠動脈造影を行う。胸痛が出現したらその時点で造影する。投与量は右冠動脈には20, 50μg、左冠動脈には20, 50, 100μgの順で3〜5分間隔で増量注入する。負荷を終えたら硝酸薬を投与して冠動脈撮影を行う。アセチルコリンはオビソート1V（100mg）を生理食塩水で溶解、全量50mL（A液）とする。A液から1mL（アセチルコリン2mg）を全量10mL（B液）に希釈し、さらにB液から2mL（アセチルコリン400μg）を全量20mL（C液）に希釈する。C液は5mL＝100μg、2.5mL＝50μg、1mL＝20μgとなる。

4. 治 療

a) 一般的な注意

危険因子として喫煙がよく知られ、発作予防には禁煙が重要である。労作性狭心症ではβ遮断薬が第一選択薬だが、異型狭心症では冠攣縮を増悪させることがあり、冠動脈に有意狭窄を有する異型狭心症でβ遮断薬を投与する際はカルシウム拮抗薬を併用する。

b）薬物療法
①硝酸薬

発作時は硝酸薬の舌下投与が有効で，数分で発作は消失する。発作予防に長時間作用型硝酸薬（アイトロール）は有効だが耐性の問題があり，カルシウム拮抗薬で発作が予防しきれない場合に併用する。その際は発作の出現時間を考慮し，夜間から早朝に発作が多い場合は就寝前にアイトロール 20mg を服用する。

■**発作時の硝酸薬の投与法と投与量**

ニトログリセリン（ニトロペン）0.3mg 錠　1 錠舌下投与
硝酸イソソルビド（ニトロール）5mg 錠　1 錠舌下投与
なお，舌下後 5 分して無効の場合はもう 1 錠追加する

②カルシウム拮抗薬

血管平滑筋細胞内 Ca^{2+} 流入を抑制し，冠攣縮の予防に有効な第一選択薬である。一定期間後に一部の例で自然寛解を認めるが，急な投与中止は発作の増悪を来すため，中止の際は症状に注意しながら投与量を漸減する。

■**カルシウム拮抗薬の投与法と投与量**

ジルチアゼム（ヘルベッサー R）100mg/日　就寝前 1 回服用
ニフェジピン（アダラート CR）20～40mg/日　就寝前 1 回服用
ベニジピン（コニール）8mg/日　朝と就寝前に 1 日 2 回服用

③ニコランジル

冠動脈拡張作用と抗冠攣縮作用を有するため，カルシウム拮抗薬に抵抗性の異型狭心症例に併用することがある。

■**ニコランジルの投与法と投与量**

ニコランジル（シグマート）15mg/日　1 日 3 回服用

3

心不全
Heart Failure：HF

A 急性心不全（Acute Heart Failure：AHF）

1. 病態

　　急性心不全とは「心臓に器質的および/あるいは機能的異常で急速に心ポンプ機能の代償機転が破綻し，心室拡張末期圧の上昇や主要臓器への灌流不全を来し，それに基づく症状や徴候が急性に出現あるいは悪化した病態」をいう。新規発症の急性心不全だけでなく，慢性心不全の急性増悪でも発症する。労作時息切れ程度から著しい呼吸循環不全で心肺停止に至るものまで重症度はさまざまである。

　　心不全の原因心疾患としては冠動脈疾患が30％を占め，心筋症，弁膜症と高血圧症がそれぞれ20％前後である。また心不全例の30～40％は左室収縮能の保たれた左室拡張障害によるものとされる。

2. 病歴と身体所見

　　心不全の症状と身体所見は，左室拡張末期圧・左房圧の上昇に伴う左心不全症状と右房圧上昇に伴う右心不全症状，さらに低心拍出量に伴う症状の3つに分けられる。左心不全では発作性夜間呼吸困難，起坐呼吸や息切れなどの症状と湿性ラ音や左心性 III 音を認める。右心不全では下肢浮腫，体重増加，食欲不振や腹部膨満感などの症状と頸静脈怒張や右心性 III 音を認める。低心拍出量の状態では易疲労感，脱力感や意識障害などの症状と冷汗，チアノーゼや乏尿などを認める。

　　心不全の多くは症状と身体所見から診断可能で，症状と身体所見を Framingham研究の心不全診断基準（表 3-1）と照らして判断すると有用である。ただし，診断基準にある循環時間や肺活量の測定は通常行わない。自覚症状から重症度を判断するのには，NYHA（New York Heart Association）の心機能分類（表 3-2）が簡便でよく用いられる。

3. 心不全

表 3-1　心不全の診断基準（Framingham Criteria）

大症状 2 つか，大症状 1 つおよび小症状 2 つ以上を心不全と診断する．

[大症状]	[小症状]
・発作性夜間呼吸困難または起坐呼吸 ・頸静脈怒張 ・肺ラ音 ・心拡大 ・急性肺水腫 ・拡張早期性ギャロップ（Ⅲ音） ・静脈圧上昇（16cmH$_2$O 以上） ・循環時間延長（25 秒以上） ・肝頸静脈逆流	・下腿浮腫 ・夜間咳嗽 ・労作性呼吸困難 ・肝腫大 ・胸水貯留 ・肺活量減少（最大量の 1/3 以下） ・頻脈（120/分以上）

[大症状あるいは小症状]
・5 日間の治療に反応して 4.5kg 以上の体重減少があった場合．それが心不全治療による効果ならば大症状 1 つ，それ以外の治療ならば小症状 1 つとみなす．

表 3-2　NYHA 心機能分類

Ⅰ度	心疾患はあるが身体活動に制限はない． 日常的な身体活動では著しい疲労，動悸，呼吸困難あるいは狭心痛を生じない．
Ⅱ度	軽度の身体活動の制限がある．安静時には無症状． 日常的な身体活動で疲労，動悸，呼吸困雄あるいは狭心痛を生じる
Ⅲ度	高度な身体活動の制限がある．安静時には無症状． 日常的な身体活動以下の労作で疲労，動悸，呼吸困難あるいは狭心痛を生じる．
Ⅳ度	心疾患のためいかなる身体活動も制限される． 心不全症状や狭心痛が安静時にも存在する．わずかな労作でこれらの症状は増悪する．

　　病歴も心不全の診断に重要で，心疾患や心不全の既往，高血圧や糖尿病の有無を問診する。大量飲酒や心筋障害を来す薬物治療，心不全との関連が知られる睡眠時無呼吸症候群の可能性も考える。慢性心不全の急性増悪例も多く，以前に同様の発作がないかチェックする。誘因となる増悪因子についても聴取する必要があり，休薬，感染，暴飲暴食，精神的・肉体的ストレスなどが誘因となる。著しい高血圧，貧血，心房細動などの頻脈性不整脈や房室ブロックなどの徐脈性不整脈は心不全の誘因となる代表的病態で注意を要する。心不全を治療する際は心不全および基礎心疾患の治療だけでなく，誘因となった増悪因子の是正も重要であり，心不全の再発防止にもつながる。

3. 診 断

a) 胸部 X 線写真

心不全を診断する上で必ず行われる検査で，可能な限り仰臥位でなく座位で撮影する。心胸郭比（cardiothoracic ratio：CTR）は 50％以下が正常だが，座位でのポータブル撮影では通常の立位撮影に比して心陰影が拡大し，肺血管陰影も増強して見えやすい。肥満や吸気不十分でも心拡大に見えやすい。以前の胸部 X 線との比較は有用だが，撮像条件の違いを考慮する必要がある。

肺静脈圧 18mmHg 以上（慢性心不全の急性増悪では 25mmHg 以上）では，過剰な水分が肺毛細管から周囲の間質へ漏出して間質性肺水腫となり，胸部 X 線で血管周囲や気管支周囲の浮腫，Kerley's B line，下肺野の網状陰影などを示す。葉間胸水（vanishing tumor）や胸水貯留も認めうる。肺静脈圧 25mmHg 以上（慢性心不全の急性増悪は 35mmHg 以上）では肺胞性肺水腫となり，肺野にスリガラス様陰影や粒状陰影を認め，これらの陰影が癒合して肺門から末梢に広がるバタフライ陰影も認める。

b) 12 誘導心電図

胸部 X 線写真とともに心不全例では必ず記録される。心不全に特異的所見はなく，心電図で心不全の診断は困難だが基礎心疾患の推測に有用である。ST 上昇を認めた場合は ST 上昇型心筋梗塞（STEMI）であり，再灌流療法を考慮する。II, III, aVF で ST 上昇を認めた場合は右側胸部誘導も記録し，右室梗塞による右心不全を考える。異常 Q 波を認めた場合は陳旧性心筋梗塞が基礎心疾患の可能性を意味し，左室肥大所見を認めた場合は高血圧性心肥大，大動脈弁狭窄症や心筋症を考える。不整脈も心不全の誘因となり，心房細動・粗動などの頻脈性不整脈や房室ブロックなどの徐脈性不整脈の診断にも役立つ。以前の心電図との比較は今回の心不全の原因および誘因の推測に有用で，可能なら以前の心電図を入手する。

c) 生化学的検査

脳性（B 型）ナトリウム利尿ペプチド（BNP）値は左室拡張末期圧と相関しており，心不全の診断に用いられる。呼吸困難を主訴に受診した例でBNP＞100pg/mL を心不全の診断基準とすると，感度 90％，特異度 75％で心不全を診断しうる。肺疾患例などでは心不全の診断は難しいが，左心不全例では BNP＞500pg/mL 以上のことが多い。さらに BNP は診断だけでなく心不全の管理にも有用で，BNP＜200pg/mL を目標に治療を強化することは心

不全によるイベントを減少させる。心不全の原因と誘因の検索のため BNP に加えて心筋マーカー（トロポニン T），炎症マーカー（CRP），腎機能，肝機能，電解質異常や貧血もチェックする。

d）心エコー

心不全例では基礎心疾患の診断だけでなく，左室拡張末期圧上昇の有無や肺動脈圧を推測でき，全例で行われるべき検査である。

①基礎心疾患の同定

まず左室壁運動異常に注目する。局所壁運動異常を認めれば冠動脈疾患が疑われるが，拡張型心筋症でも 40％の例で局所壁運動異常を示し，虚血性心筋症との鑑別は難しい。左室壁運動異常と左室拡大を認める例では慢性的な左室収縮能低下を示唆する。左室収縮能の指標として M モード法または断層法による modified Simpson 法で左室駆出率を計測する。

左室肥大の有無にも注目し，左室収縮能は正常だが左室肥大を認める例では左室拡張障害による心不全が疑われ，高血圧性心疾患や肥大型心筋症を考える。ドプラ法では弁膜症の有無と重症度を評価し，僧帽弁や大動脈弁の狭窄・閉鎖不全をチェックする。近年，人口の高齢化に伴い左室肥大や大動脈弁石灰化を認める例では大動脈弁狭窄症を見逃してはならない。先天性心疾患では心房中隔欠損症は成人になって初めて指摘されることも稀でなく，右房・右室の拡大がある場合に疑う。

②肺動脈圧と左室拡張末期圧の推測

左心不全は左室拡張末期圧・左房圧の上昇が主体で，ドプラ法による左室流入血流速波形と組織ドプラ法による僧帽弁弁輪移動速度から左室拡張末期圧・左房圧の上昇の有無を推測できる。左室流入血流速波形の拘束型パターン（E／A＞2，DcT＜150ms）と僧帽弁弁輪移動速度における E／e'＞15 は左室拡張末期圧上昇を示唆する（図 3-1）。

三尖弁閉鎖不全の逆流ジェットの流速から肺動脈圧（収縮期）を推測できる。連続波ドプラ法で三尖弁閉鎖不全の逆流ジェット流速を測定し，肺動脈圧＝（三尖弁閉鎖不全の逆流波流速）^{2}＋右房圧として計算する（図 3-2）。右房圧は下大静脈拡張がない例では 5mmHg，下大静脈拡張（＞17mm）例では 10mmHg と仮定する。肺動脈圧が＞30mmHg であれば軽度，＞45mmHg で中等度，＞60mmHg では高度肺高血圧と考える。

3. 心不全

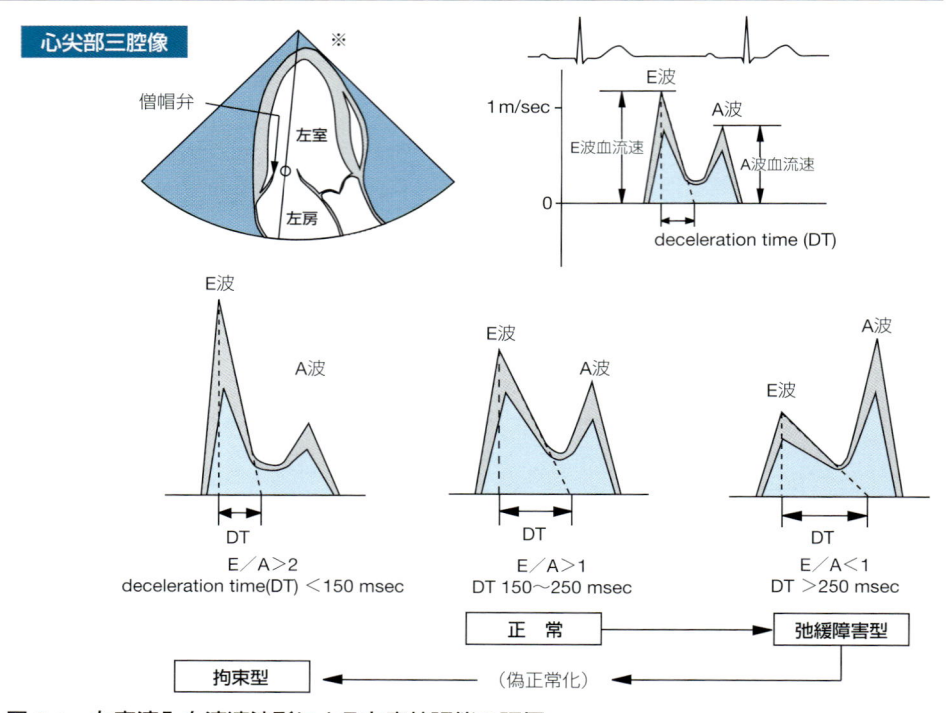

心尖部三腔像

図 3-1 左室流入血流速波形による左室拡張能の評価

拘束型	正常	弛緩障害型
E／A＞2 deceleration time(DT)＜150 msec	E／A＞1 DT 150〜250 msec	E／A＜1 DT ＞250 msec

（偽正常化）

肺動脈圧（収縮期）＝右室圧（収縮期）
　　　　　　　　＝4×（三尖弁閉鎖不全の流速）^{2}＋右房圧
　　　　　　　　＝4×（3.2）^{2}＋5
　　　　　　　　＝46mmHg　と推測できる．

右房圧は，下大静脈拡大（−）では 5mmHg，拡大（＋）（＞17mm）では 10mmHg と仮定

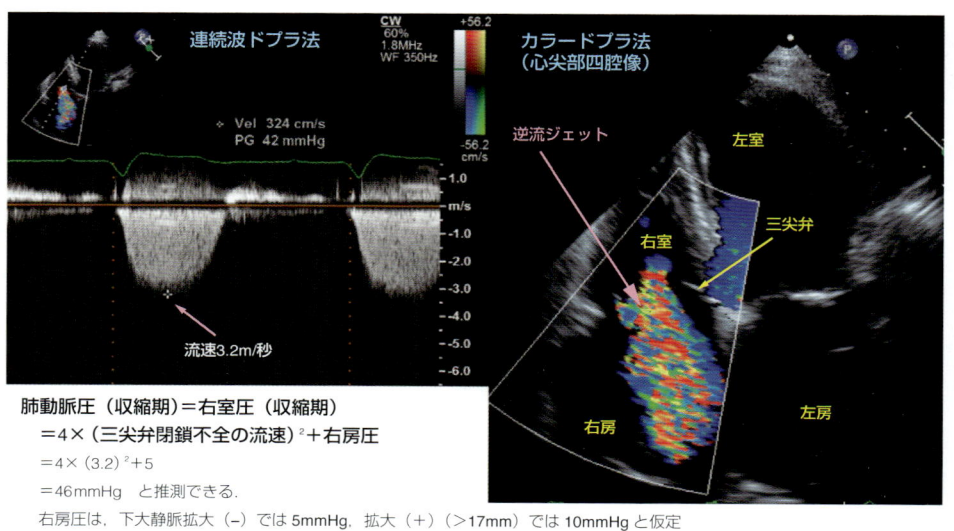

図 3-2 三尖弁閉鎖不全のカラードプラ法と連続波ドプラ法による肺動脈圧の推測

4. 心不全の初期評価と治療

a) ABCD アプローチ

心不全患者を目の前にしたら，特に重篤例は迅速な対処が必要とされ，系統的な ABCD アプローチで評価・対処するとよい。

① **意識状態の確認**：意識障害はショック，低酸素血症や CO_2 ナルコーシスなどに起因することが多く，迅速な対応を要する。心肺停止寸前の可能性もあり，救命処置をいつでも行えるように救急カートを用意する。

② **Airway（気道の確保）**：会話が可能ならば気道は確保されている。意識障害のため気道確保が不十分の場合は頭部後屈顎先挙上法を試みる。気道確保が不十分で意識なく咽頭反射もない場合は口咽頭エアウェイ，意識も咽頭反射もある場合は鼻咽頭エアウェイを挿入する。それでも気道確保が不十分の場合は気管内挿管を考慮する。

③ **Breathing（呼吸状態の評価）**：呼吸状態を評価し，正常な呼吸がなく換気不十分の場合はリザーバー付バッグマスクで呼吸補助する。理学所見と酸素飽和度から換気が保たれている場合は鼻カヌラ，酸素マスク，リザーバー付酸素マスクで酸素投与する。鼻カヌラでは酸素流量 2L/分で 28%，4L/分で 35% の吸入酸素濃度が得られるが，鼻の不快感のため流量は 4L/分に留める。酸素マスクも同程度の酸素濃度が得られるが酸素流量の制限はなく，10L/分で 60% の吸入酸素濃度が得られる。リザーバー付酸素マスクは 6L/分以上の酸素流量で使用し，10L/分以上では 100% 近い吸入酸素濃度となる。ただし，一方弁付きマスクである必要があり，一方弁のないマスクでは吸入酸素濃度は 60% に留まる。酸素飽和度 >95%（PaO_2 >80mmHg）を目標とし，酸素投与で必要な酸素飽和度が得られない場合は気管内挿管と人工呼吸器を考慮するが，非侵襲的陽圧呼吸（non-invasive positive pressure ventilation：NIPPV）を用いると気管内挿管を回避できる場合が多く，積極的に使用する。

④ **Circulation（循環動態の評価）**：頸動脈を触知し，10 秒以内に触れないなら心停止と考え，心肺蘇生を開始する。頸動脈を触知したら血圧と脈拍を測定し，心電図モニターで心拍数と調律を確認する。ショック状態では昇圧剤開始とともにショックの原因を同定，是正する。血圧が著しく高い場合は心不全は増悪し，迅速な降圧が必要となる。低心拍出量状態では意識障害，四肢冷感や乏尿を認める。

⑤ **Defibrillation（除細動）/Differential Diagnosis（鑑別診断）**：心電図モニターで心室細動・心室頻拍の有無を確認し，迅速に電気的除細動を行う。心不全の原因および誘因について考える。

b）クリニカルシナリオ

急性心不全患者を初期収縮期血圧から 5 段階に分類し（表 3-3），迅速に治療を開始するアプローチ法が注目されている。しかし初期血圧のみで病態評価と治療法の決定が行われるため，分類はあくまでも参考程度とする。CS4 は急性冠症候群，CS5 は右心不全に該当する。

表 3-3 急性心不全患者のクリニカルシナリオによる分類と管理

	CS1（50%）	CS2（40%）	CS3（7%）
血圧	>140mmHg	>100〜140mmHg	<100mmHg
病態	・急激に発症 ・主病態はびまん性肺水腫 ・強い呼吸困難と起坐呼吸 ・全身性浮腫は軽度 ・急性の充満圧の上昇 ・末梢血管抵抗の急激な上昇	・徐々に発症 ・主病態は全身性浮腫 ・体重増加と胸水・腹水 ・慢性の充満圧と静脈圧の上昇 ・体液貯留（volume overload） ・腎機能障害	・急激あるいは徐々に発症 ・主病態は低灌流 ・全身倦怠感を伴う息切れ ・全身性浮腫は軽度 ・充満圧の上昇
治療	・NPPV および硝酸薬 ・利尿薬の適応はあまりない	・NPPV および硝酸薬 ・体液貯留が認められる場合は利尿薬を投与	・強心薬の投与 ・血圧<100mmHg が持続する場合は血管収縮薬を投与 ・Swan-Ganz カテーテル

	CS4	CS5
	・急性冠症候群	・右心不全

Mebazaa A. et al: Crit Care Med 2008;36(Suppl):S129-139

5. 急性心不全の治療法

a）体位と酸素投与

心不全例ではショック状態でない限り Fowler 位（半座位）に保つ。酸素飽和度を測定し，酸素飽和度>95%（PaO_2>80mmHg）を目標に鼻カヌラ，酸素マスク，リザーバー付酸素マスクで酸素を投与する。呼吸困難感が強い例

3. 心不全

ではモルヒネを投与するが，意識障害例には投与を控える。モルヒネは交感神経緊張の亢進を鎮静し，細動脈拡張による後負荷軽減と肺血管・末梢静脈の拡張にて肺うっ血を軽減する。

■塩酸モルヒネの投与法

塩酸モルヒネ1A（10mg/1mL）

塩酸モルヒネ1A（10mg/1mL）生食9mLで全量10mLに希釈し，2〜3mL（2〜3mg）ずつ静注

b）降圧薬による血圧のコントロール

　高血圧による後負荷増大は心不全を悪化させるため早急に是正する。硝酸薬投与は血圧低下とともに肺うっ血を軽減し，静脈路が未確保ならばニトログリセリン舌下（ニトロペン）やスプレー（ミオコールスプレー）投与する。静脈路が確保されていればニトログリセリン（ミオコール）静注，無効ならCa拮抗薬ニカルジピン（ペルジピン）を静注する。

■降圧薬の投与法

ニトログリセリン（ミオコール）

（1A＝5mg/10mL 静注用）（1ソフトバッグ＝25mg/50mL）

ミオコール静注用原液を2mL（1/5A）ずつ静注
持続投与が必要ならば
ミオコール原液をシリンジポンプにて2mL/時で持続静注開始
血圧により適時増減し，12mL/時まで増量可能

ニカルジピン（ペルジピン）

（1A＝10mg/10mL 静注用）（1バイアル＝25mg/25mL 点滴用）

ペルジピン静注用原液を2mL（1/5A）ずつ静注
持続投与が必要ならば
ペルジピン原液をシリンジポンプにて2mL/時で持続静注開始
血圧により適時増減

c）カルペリチド

　カルペリチド（ハンプ）は血管拡張作用，ナトリウム利尿作用，レニン-アルドステロン系抑制および交感神経抑制作用などを有し，急性心不全の治療

3. 心不全

薬として近年有効性が高く評価された。そのため心不全例ではカルペリチド持続静注を行い，適時フロセミド静注を併用する。なお血管拡張作用にて血圧低下を来すため，特に高齢者では血圧低下に注意する。

■カルペリチド投与法

カルペリチド（ハンプ）（1 バイアル＝1000μg）

ハンプ 2V＋5%ブドウ糖液 20mL として，シリンジポンプで 0.8mL/時（体重 50kg では 0.025μg/kg/分）で持続静注開始

0.2μg/kg/分まで増量可能であるが，血圧低下に注意

---

d）ループ利尿薬

フロセミド（ラシックス）は末梢静脈拡張作用と利尿作用にて前負荷を軽減し肺うっ血や浮腫を改善する。腎障害のない例では 10mg 静注する。10 分で利尿が起こり，30 分で 100mL 以上の利尿が得られるが，1 時間で尿量 200mL 以上の流出がなければ→20mg→40mg へと増量する。腎障害にて 1 回静注で十分な利尿が得られない場合はラシックス持続静注とし，腎機能は正常だが反応不良の場合は低心拍出量状態が考えられ，強心薬ドブタミン投与を考慮する。1 日尿量 1,000mL 以上を目標に過度の脱水を避けるため 1 日の除水目標は体重で－1kg から－1.5kg とし，利尿薬投与は必要最小限にする（特に慢性心不全例）。フロセミドの副作用に低 K 血症，低 Na 血症，高尿酸血症，脱水などがあり，採血で適時電解質をチェックする。特に低 K 血症は不整脈の誘因となるため血清 K 値 4.0mEq/L 以上に保ち，低い時はカリウム製剤を適時投与する（当院ではグルコンサン K 細粒（4mEq/g）5g を頓服投与）。心不全が改善して静注から内服に切り替える際は静注投与量の倍量を 1 日内服量とし，朝 1 回もしくは朝昼 2 回分割投与とする。

■フロセミド投与法

フロセミド（ラシックス）（1A＝20mg/2mL）（1A＝100mg/10mL）

ラシックス 1/2A（10mg）静注，1 時間で尿量 200mL 以上の流出なければ，

→20mg → 40mg → 100mg へと増量する

1 回静注で反応不良ならば持続静注とし，

ラシックス原液（1A＝100mg/10mL）を 0.5mL/時で持続静注開始

2.0mL/時まで増量可能

e）バゾプレシン受容体拮抗薬

バゾプレシン受容体 V2 拮抗薬トルバプタン（サムスカ）は 2012 年より使用可能となった。水利尿薬であり，低 Na 血症や低 K 血症を来さず，低 Na 血症例では血中 Na 濃度を正常化する。腎血流量を減少せず，腎障害の悪化も来しにくく，フロセミド治療抵抗例（特に腎障害例）にも有効である。水利尿のため血漿浸透圧が上昇し，体液貯留（下肢浮腫や胸水）の改善に著効する。そのため低 Na 血症，著明な体液貯留，フロセミド治療への抵抗や腎障害を伴う心不全例にはよい適応となる。しかし水利尿による血中 Na 濃度上昇を来すため高 Na 血症に注意しなければならない。トルバプタンの反応には個人差が大きいため，7.5mg/日で開始し 2〜3 日間反応をみて 15mg に増量する。投与開始時は原則入院とする。

■バゾプレシン受容体拮抗薬の投与法

トルバプタン（サムスカ）（1 錠＝15mg）

初回 7.5mg を 1 回朝投与する．
初回投与日の夕方には少なくとも 1 回血清 Na 濃度をチェックする．
2〜3 日間反応をみて，反応不良ならば 15mg に増量する．
注意点：高 Na 血症に注意し，血清 Na 濃度 146mEq/L 以上では投与を中止

f）強心薬

急性心筋梗塞の項（12 頁）で述べたように，心不全の重症度分類には臨床所見による Killip 分類と血行動態指標による Forrester 分類が用いられる。Killip III 度以上の重症心不全，ショックではドブタミンなどの強心薬が必要となることが多い。フロセミド静注に反応不良の例も低心拍出量状態が疑われる。強心薬を投与する際はスワンガンツカテーテルによる心拍出量や肺動脈楔入圧のモニタリングを考慮する。なお，いずれの強心薬も心筋酸素需要を増大して不整脈や心筋虚血・傷害などを生じうるので，投与量と投与期間は最小限とする。

肺うっ血（肺動脈楔入圧≧18mmHg）はあるが心拍出量低下（心係数＜2.2）のない例（ForresterII 群）では，フロセミド（ラシックス）静注もしくはカルペリチド（ハンプ）持続点滴の併用で心不全は加療可能なことが多い。しかし，肺うっ血と心拍出量低下のある例（ForresterIV 群）では，利尿薬に加え

てドブタミン（ドブポン）持続点滴を必要とすることが多い．血圧 90mmHg 以下のショック状態では昇圧作用の強いドパミン（イノバン）を投与する．

①カテコラミン製剤

ドブタミン（ドブポン）は β_1 受容体への選択性が高く，用量依存的に陽性変力作用を有し，心拍出量の増加と末梢血管抵抗および肺動脈楔入圧の低下をもたらす．心拍数増加は軽度のため冠動脈疾患例にも投与しやすい．ドパミン（イノバン）は β_1 受容体刺激作用に加えて α_1 受容体刺激作用によって血管収縮をもたらし，血圧を上昇させる．血管抵抗とともに心拍数も増加させ，冠動脈疾患例には注意して用いる．

■カテコラミン製剤の投与法

ドブタミン（ドブポン注 0.3%シリンジ）（150mg/50mL）
　ドブポン原液をシリンジポンプにて
　3mL/時（体重 50kg では 3μg/kg/分）で持続静注開始
　心係数＞2.2 以上を目標に 20μg/kg/分まで増量可能
　しかし 5μg/kg/分以下で十分のことが多い

ドパミン（イノバン注 0.3%シリンジ）（150mg/50mL）
　イノバン原液をシリンジポンプにて
　5mL/時（体重 50kg では 5μg/kg/分）で持続静注開始
　血圧＞90mmHg を目標に 20μg/kg/分まで増量可能

②ホスフォジエステラーゼ III（PDE III）阻害薬

PDE III 阻害薬ミルリノン（ミルリーラ）は PDE を阻害して細胞内 cAMP を増加し，心筋収縮力を増加させる．陽性変力作用はカテコラミン製剤ほど強くないが，β 受容体を介さずに作用するため β 遮断薬服用例などカテコラミン抵抗例に有効である．血管拡張作用も有するため血圧低下に注意する．

■PDE III 阻害薬の投与法

ミルリノン（ミルリーラ）（10mg/10mL）
　ミルリーラ原液をシリンジポンプにて
　0.7mL/時（体重 50kg では 0.25μg/kg/分）で持続静注開始
　0.75μg/kg/分まで増量可能だが，血圧低下に注意

g）補助循環

　十分な薬物治療にもかかわらず心原性ショックまたは重症心不全から脱することができない場合は，補助循環の導入を考慮する。補助循環には圧補助を目的とした大動脈内バルーンパンピング（intra-aortic balloon pumping：IABP）と流量補助を目的とした経皮的心肺補助装置（percutaneous cardiopulmonary suport：PCPS）がある。急性心筋梗塞に伴う心原性ショックでは直ちにIABPを挿入し，その上でPCIもしくはバイパス術による血行再建を考慮する。劇症型心筋炎でも心原性ショックとなるが回復の可能性が高く，心機能が回復するまでIABP＋PCPSにて急性期を乗り切る。

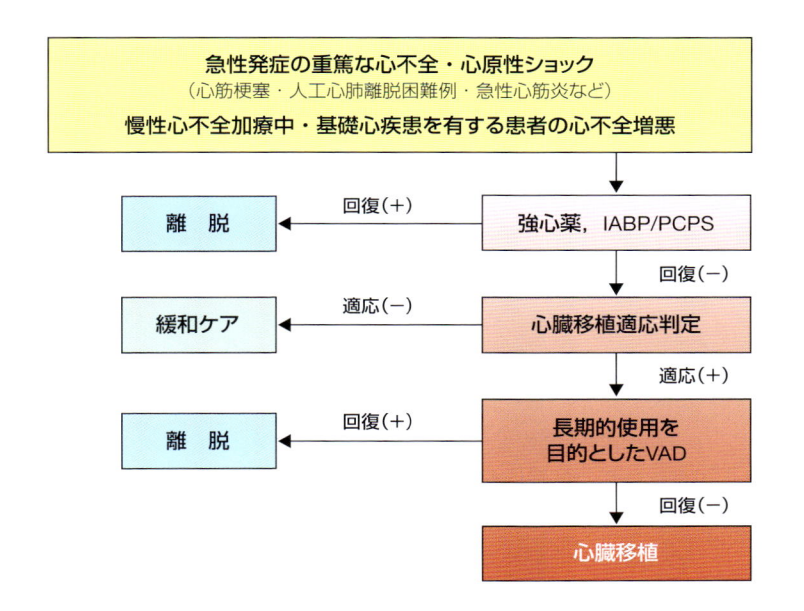

図3-3　急性心不全患者における補助循環装置の選択と治療体系
（日本循環器学会：急性心不全治療ガイドライン2011年改訂版より改変）

B 心不全の慢性期治療

1. 急性心不全から慢性期への移行

　　利尿薬，カルペリチド，さらには強心薬の静脈内投与にて急性心不全を加療する。強心薬投与は必要最低限として漸減中止とし，中止困難の場合はジギタリスおよび経口強心薬（Ca 感受性増強薬ピモベンダン）の併用を考慮する。ループ利尿薬フロセミド（ラシックス）は静注から内服に切り替え，フロセミド内服量は静注投与量の倍量を 1 日内服量の目安として朝 1 回もしくは朝昼 2 回分割投与とする。

　　心不全例では全例アンジオテンシン変換酵素（ACE）阻害薬（使用できない場合はアンギオテンシン受容体拮抗薬（ARB）を血圧低下に注意しながら入院早期より投与する。左室収縮能低下例では心不全改善後から退院するまでに β 遮断薬を導入するが，心不全の悪化に注意しつつカルベジロール（アーチスト）もしくはビソプロロール（メインテート）を少量から開始する。

2. 心不全の重症度からみた薬物治療 （図 3-4）

　　NYHA I 度（無症状）の左室収縮能低下例では，まず ACE 阻害薬を開始し，咳嗽などの副作用で使用できない場合は ARB を投与する。心筋梗塞後の例では β 遮断薬も考慮する。

　　NYHA II 度の軽度心不全症状のある例では，ACE 阻害薬に加えて利尿薬を投与して心不全症状を軽減させる。β 遮断薬は心不全症状が安定したら導入する。

　　NYHA III 度の心不全例では，利尿薬にて心不全症状を改善させ，ACE 阻害薬を投与する。必要ならスピロノラクトン（アルダクトン A）やエプレレノン（セララ）などの抗アルドステロン薬を追加する。心不全症状が安定した段階で心不全の増悪に注意しながら少量から β 遮断薬の導入を試みる。

　　NYHA IV 度の心不全例は入院加療とする。利尿薬，カルペリチド，さらには強心薬の静脈内投与にて心不全の加療を行う。フロセミド（ラシックス）は静注から内服に切り替え，抗アルドステロン薬併用も考慮する。強心薬の静脈内投与は必要最低限として漸減中止し，左室収縮能低下が著明で中止困難の場合はジゴキシンや経口強心薬ピモベンダンの併用を試す。血圧低下に注意して ACE 阻害薬も投与する。心不全症状が安定した段階で少量から β 遮断薬を導入する。

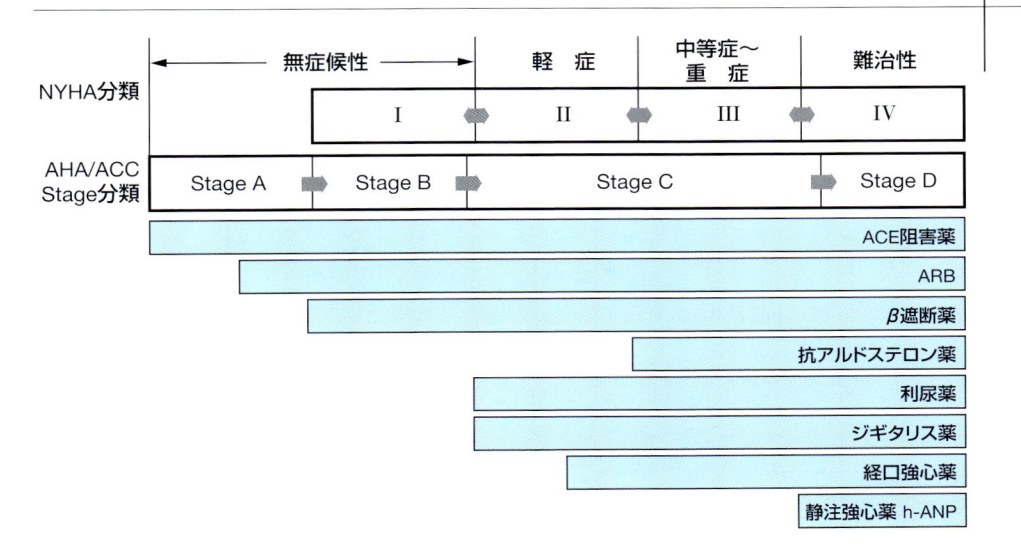

図 3-4　心不全の重症度からみた薬物治療指針
（日本循環器学会：慢性心不全治療ガイドライン 2010 年改訂版より改変）

3. 治　療

a) 一般的な管理および指導

　一般的な管理として毎日体重を測定するように指導する。2kg/日以上の体重増加は急性増悪を示唆し，その日は安静と塩分・水分の制限を遵守するように指導する。心不全の増悪で再入院を繰り返す原因としては塩分・水分の過剰摂取が最も多い。一般に心不全例では塩分制限 6〜7g/日が推奨される。しかし高齢者では食欲低下を来しうるため，塩分制限の程度は個々で調節する。再入院を繰り返す例では水分も 1,000〜1,500mL/日程度に制限する。

　心不全で再入院を繰り返す原因のひとつに服薬中断があり，薬剤師と連携して服薬指導を徹底する。高齢者では内服薬を一包化するとよい。心不全の急性増悪時は安静が必要であるが，心不全が安定している時は適度な運動が推奨され，運動耐容能を増し QOL を改善する。血中 BNP 濃度は心不全の診断だけでなく心不全の管理にも有用であり，BNP＜200pg/mL を目標に心不全治療を強化すると心不全によるイベントを減少させる。

b) 薬物療法

①アンジオテンシン変換酵素（ACE）阻害薬

低血圧や著明な腎障害など禁忌のない限り，ACE 阻害薬を左室収縮能低下例では全例で開始する。左室拡張能障害による心不全例でも ACE 阻害薬が推奨される。アンギオテンシン受容体拮抗薬（ARB）より ACE 阻害薬が第一選択（特に冠動脈疾患例）となるが，副作用の咳嗽により服用困難な例では ARB を投与する。ACE 阻害薬開始後は高 K 血症や腎機能低下に注意し，腎障害例や高齢者では少量から開始する。投与量は徐々に増量して耐え得る最大量を維持投与量とすべきとされる。

■ACE 阻害薬の投与法と投与量

エナラプリル（レニベース）2.5〜10mg/日　朝 1 回服用
リシノプリル（ゼストリル）2.5〜10mg/日　朝 1 回服用
イミダプリル（タナトリル）2.5〜10mg/日　朝 1 回服用

■ARB の投与法と投与量

カンデサルタン（ブロプレス）2〜12mg/日　朝 1 回服用
バルサルタン（ディオバン）40〜160mg/日　朝 1 回服用
テルミサルタン（ミカルディス）20〜80mg/日　朝 1 回服用
オルメサルタン（オルメテック）10〜40mg/日　朝 1 回服用

②β遮断薬

β遮断薬は ACE 阻害薬/ARB とともに左室収縮能低下例では無症状の段階から投与が推奨され，心不全症状が改善して安定したらβ遮断薬を導入する。心不全例で有効性が示されたβ遮断薬はカルベジロール（アーチスト），ビソプロロール（メインテート）とコハク酸メトプロロールの 3 種である。β遮断薬は心不全例で死亡率（特に突然死）を約 30％低下させ（ACE 阻害薬/ARB では 20％），左室収縮能の改善も期待される。なお左室拡張能低下による心不全例にβ遮断薬を投与すべきかは明らかでない。

急性心不全で入院した場合には，心不全症状の改善から退院までにβ遮断薬を導入する。血圧低下や心不全の悪化に注意して少量から開始し（カル

ベジロールなら 1.25〜2.5mg/日, ビソプロロールなら 0.625mg/日), 数日から 1 週間ごとに増量して耐え得る最大量を維持量とし, 必要に応じて利尿薬も増量する。なお β 遮断薬服用中の患者が急性心不全で入院した場合は, β 遮断薬を中止せず急性期加療を行い, 継続困難ならば急に中止せず減量または漸減中止にする。なお, カルベジロールは $β_1$ 非選択性 + $α$ 遮断作用で肝代謝であるが, ビソプロロールは $β_1$ 選択性で腎排泄であり, 心房細動例や慢性閉塞性肺疾患例はビソプロロール, 腎障害例や糖尿病例ではカルベジロールがよい。

■β遮断薬の投与法と投与量

カルベジロール（アーチスト）1.25〜20mg/日
　朝 1 回服用または朝, 夕 2 回に分けて服用
ビソプロロール（メインテート）0.625〜5mg/日　朝 1 回服用

③利尿薬

　利尿作用の強いループ利尿薬が第一選択となる。フロセミド（ラシックス）は心不全の急性期治療に静注で用いられることが多く, 心不全が改善して静注から内服に切り替える際は静注投与量の倍量を 1 日内服量とし, 朝 1 回もしくは朝昼 2 回分割投与とする。しかし, ループ利尿薬の投与は予後悪化因子とされ, 過量投与は腎機能障害の悪化や利尿薬への耐性を来すため, 投与量は必要最低限とする。フロセミドの副作用に低 Na 血症と低 K 血症がある。トラセミド（ルプラック）は抗アルドステロン作用もあるため低 K 血症を来しにくい。ループ利尿薬 + ACE 阻害薬の併用で低 K 血症を来す場合は抗アルドステロン薬を追加するとよい。

　近年, 抗アルドステロン薬は心不全例や左室収縮能低下例の予後を改善することが示された。しかし ACE 阻害薬に追加投与することが多く, 高 K 血症には十分注意が必要である。スピロノラクトン（アルダクトン A）がよく用いられるが, 女性化乳房などの副作用がある。こうした副作用は選択的鉱質コルチコイド受容体阻害薬エプレレノン（セララ）では少ない。

■ループ利尿薬の投与法と投与量

フロセミド（ラシックス）20〜160mg/日
　朝1回または朝，昼2回に分けて服用
トラセミド（ルプラック）4〜8mg/日　朝1回に服用

■抗アルドステロン薬の投与法と投与量

スピロノラクトン（アルダクトンA）25〜100mg/日
　朝1回または朝，昼2回に分けて服用
エプレレノン（セララ）25〜100mg/日　朝1回服用

④経口強心薬

　ジゴキシンはNa-K ATPaseを阻害して心筋収縮力を増強するとともに，副交感神経活性化によって洞結節および房室結節の抑制作用を有する。そのため，頻脈性心房細動を伴う心不全例における心拍数のコントロールによく用いられる。洞調律の心不全例では，死亡率は減らさないが心不全悪化による入院を減らすことが示され，強心薬の静脈内投与が著明な左室収縮能低下によって中止困難の場合はジゴキシンを投与し，それでも中止困難の場合はピモベンダン（ピモベンダン/アカルディ）などの経口強心薬を追加する。心不全例ではジゴキシン血中濃度0.5〜0.8ng/mLが至適治療域とされ，投与量は0.125mg/日で十分なことが多い。腎機能低下例や高齢者はジギタリス中毒になりやすく，悪心・嘔吐や食欲不振といった症状は要注意である。

■経口強心薬の投与法と投与量

ジゴキシン（ハーフジゴキシン）0.125〜0.25mg/日　朝1回服用
ピモベンダン（ピモベンダン）2.5〜5.0mg/日　朝，夕の2回に分けて服用

不整脈
Arrhythmia

A 頻脈性不整脈

1. 頻脈性不整脈の見方

表 4-1　頻脈性不整脈の分類

■正常 QRS 波の規則的な頻脈
1) 洞性頻脈（sinus tachycardia）
2) 心房粗動（atrial flutter：AFL）
3) 発作性上室性頻拍（paroxysmal supraventricular tachycardia：PSVT）

■正常 QRS 波の不規則的な頻脈
1) 心房細動（atrial fibrillation：AF）
2) 多源性心房頻拍（multifocal atrial tachycardia：MAT）

■幅広い QRS 波の規則的な頻脈
1) 心室頻拍（ventricular tachycardia：VT）

■メチャクチャ速い頻脈
1) 心室粗動（ventricular flutter：VFL）
2) 心室細動（ventricular fibrillation：VF）
3) WPW 症候群の心房細動

　頻脈性不整脈は表 4-1 のように 4 種類に大きく分けられるが，心電図からすぐに診断するのは難しいことも多い。頻脈性不整脈の患者を診た時は，まず患者の状態（意識レベル，血圧，症状）をチェックし，意識がなく脈も触知しない場合はすぐに心肺蘇生術を行う。心電図では下記の 4 点に注目して鑑別診断を行う。
　①心拍数は大体いくつか？
　②持続時間は一瞬（何拍または何秒）か現在も持続中か？
　③QRS 幅は正常か幅広い［≧0.12 秒（3mm）］か？
　④QRS 波のリズムは規則的か不規則か？

4. 不整脈

a) 正常 QRS 波の規則的な頻脈の鑑別（表 4-2）

正常 QRS 波（QRS 幅＜0.10 秒）の規則的（R-R 間隔が一定）な頻脈を見たら，2：1 伝導の心房粗動（AFL），発作性上室性頻拍（PSVT）と洞性頻脈の 3 つを考える。正常 QRS 波の頻脈ではショックになることは少なく，鑑別診断が難しいことが多いので発作時には 12 誘導心電図を記録する。

洞性頻脈では洞調律と同じ P 波を認め，痛みなどの原因に伴って心拍数が次第に増加し，よくなれば減少する。AFL や PSVT は心房性期外収縮をきっかけに突然出現し，急に洞調律に戻る。QRS 波の心拍数は，2：1 伝導の AFL で 150/分前後，PSVT で 150〜250/分，洞性頻脈で 100〜150/分である。

2：1 伝導の AFL と診断するには QRS 波や T 波に粗動波（F 波）が隠れていないかチェックし，QRS 波 1 個に対し 2 個の F 波を示す必要がある（図 4-1）。PSVT のうち発作性心房頻拍（PAT）では QRS 波の前に洞調律の P 波と形の異なる異所性 P 波を認める（図 4-2）。房室結節内 reentry による PSVT では洞調律の P 波と逆向き波形の異所性 P 波を認めるが，QRS 波の中もしくは直後で見にくいことが多い（図 4-3）。

鑑別困難な場合は，Valsalva 手技などの迷走神経刺激手技を行うか，ATP（アデホス）を急速静注して房室結節の伝導を遅くすると，房室結節内 reentry の PSVT では洞調律に戻る。AFL では 4：1 伝導になって F 波がはっきり認識でき，洞性頻脈では次第に心拍数が遅くなる。

表 4-2 正常 QRS 波の規則的な頻脈の鑑別

	2：1 伝導の心房粗動	PSVT（房室結節内 reentry）	PSVT（発作性心房頻拍）	洞性頻脈
P 波の波形	粗動波（F 波）	洞調律の P 波と逆向き波形	異所性 P 波	洞調律と同波形
P 波の位置	1 個の QRS 波に 2 個の F 波	QRS 波の中もしくは直後	QRS 波の前	QRS 波の前
P 波の頻度	250〜350/分	150〜250/分	150〜250/分	100〜150/分
QRS 波の頻度	約 150/分	150〜250/分	150〜250/分	100〜150/分
迷走神経刺激手技または ATP 静注	2：1→4：1 伝導	洞調律に戻る	洞調律に戻らず	心拍数が遅くなる

4. 不整脈

粗動波（F波）

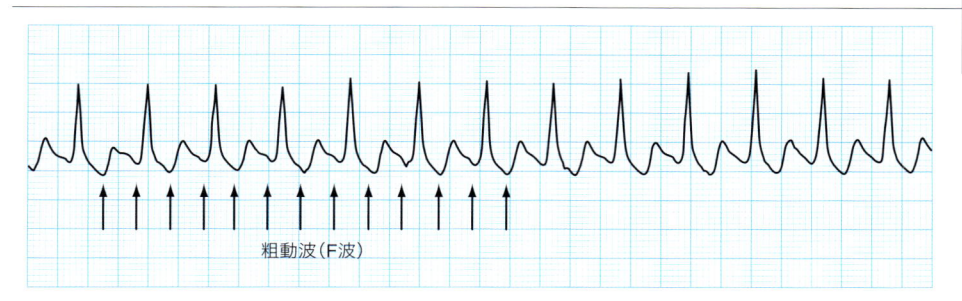

図 4-1　2：1 伝導の心房粗動（AFL）　QRS 波 1 個に対して 2 個の F 波が QRS 波と T 波に各々重なっている．

異所性P波

洞調律のP波

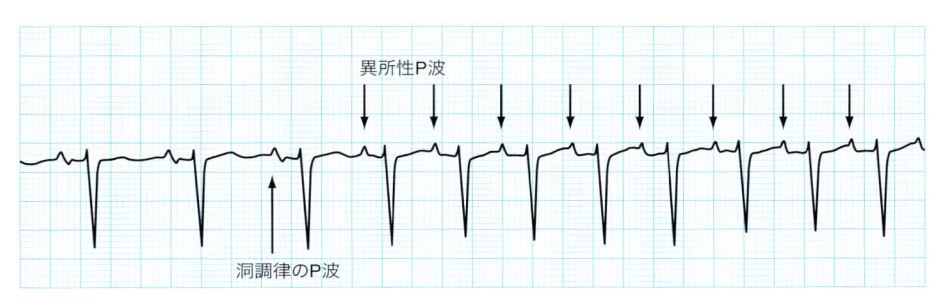

図 4-2　発作性心房頻拍（PAT）　洞調律より PAT に移行している．異所性 P 波は洞調律の P 波とは波形が異なる．

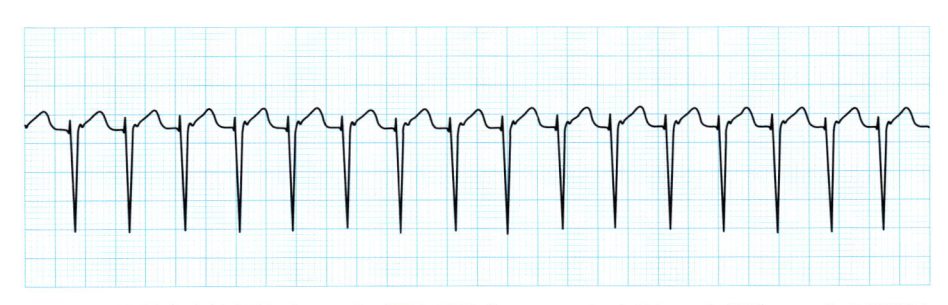

図 4-3　発作性上室性頻拍（PSVT）（房室結節内 reentry による）　心拍数 160/分の規則的な頻脈で，明らかな異所性 P 波は認めない

b) 正常 QRS 波の不規則的な頻脈の鑑別

　正常 QRS 波（QRS 幅＜0.10 秒）の不規則（R-R 間隔が不整）な頻脈を見たら心房細動（AF）と多源性心房頻拍（MAT）を考えるが，まずは頻度の高い AF を疑う。AF ならば P 波は認めずに基線が不規則に揺れるような細動波（f 波）のみ認め，f 波は V1 誘導で認識しやすい（図 4-4）。MAT ならば数種類の異所性 P 波を 100〜200/分で認める（図 4-5）。

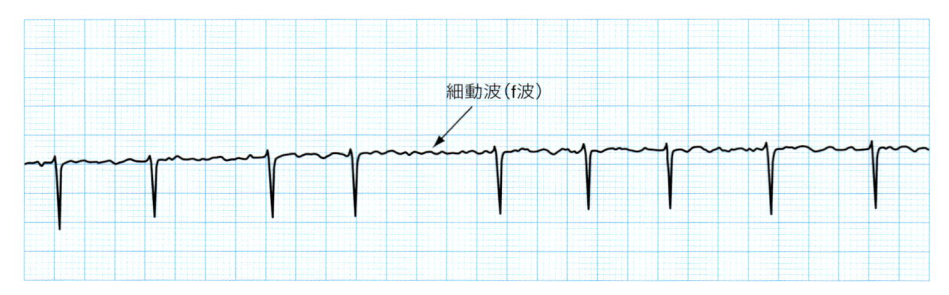

図 4-4　心房細動（AF）　　P 波の代わりに基線が揺れているような細動波（f 波）を認め，QRS 波のリズムはまったく不規則（R-R 間隔が不整）である．

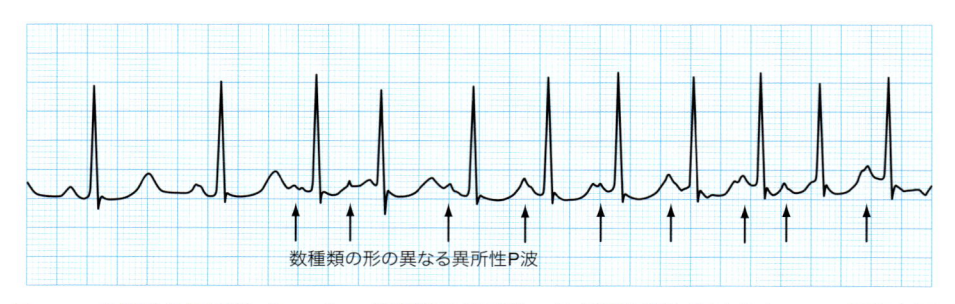

図 4-5　多源性心房頻拍（MAT）　　数種類の異所性 P 波が不規則に認められ，R-R 間隔も不整である．

c) 幅広いQRS波の規則的な頻脈の鑑別

　幅広いQRS波（QRS幅≧0.12秒：3mm）の規則的な頻脈を見たら，まずは緊急処置を要する心室頻拍（VT）と考えて対処する。幅広いQRS波の頻脈の85％がVTであり，基礎心疾患例では95％がVTである。鑑別すべきものに，脚ブロックまたは心室内変行伝導のため幅広いQRS波を伴った2：1伝導の心房粗動（AFL）もしくは発作性上室性頻拍（PSVT）がある。

　脚ブロックのため幅広いQRS波を示す例では，以前の心電図から脚ブロックの存在が判明していれば診断は容易だが，心室内変行伝導のため幅広いQRS波を示す例では鑑別は難しい。VTと確診するには房室解離の所見を示す必要があり，T波やQRS波の中にP波を探す。心房と心室が別々のリズムの房室解離では，P波は洞調律のためVTの幅広いQRS波とは異なる頻度すなわちP-P間隔とR-R間隔は異なる間隔を示す（P-P間隔＞R-R間隔）（図4-6）。しかし速い心拍数のため房室解離を示すのは難しいことも多い。

　他にVTを示唆する所見として，以下の4つがよく知られる。
① 胸部誘導でRS波形なし
② いずれかの胸部誘導でR波の始まりからS波の頂点までが＞100ms
③ QRS幅＞0.14秒
④ 心室性期外収縮（PVC）とQRS波形が同じ

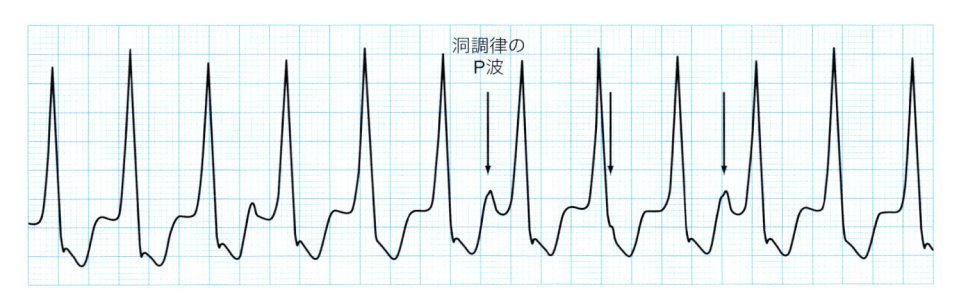

図4-6　心室頻拍（VT）　著明に幅広い（≧0.14秒）QRS波とP波(洞調律)とは異なる間隔で認められ，房室解離といえる.

2. 心室粗動・細動（Ventricular Fibrillation：VF）

a）病　態

　心室粗動（VFL）では心室内の1部位が300/分近い頻度で刺激を発生し，幅広いQRS波を約300/分の高頻度で認める（図4-7）。一方，心室細動（VF）では心室内の多くの部位が400〜500/分で震えるように無秩序に刺激を発生し，心電図上明らかなQRS波とならず荒く不規則な細動波のみを認め，心電図での診断は容易である。最も致死的な不整脈で，突然死の最大の原因であり，多くは心筋梗塞や心筋症など基礎心疾患例に認める。

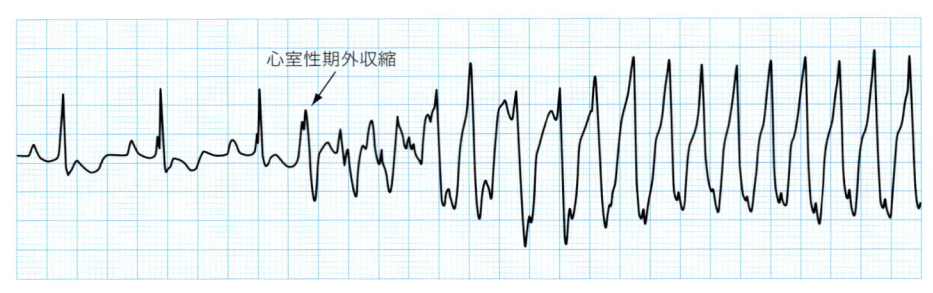

図 4-7　心室粗動（VFL）　心室性期外収縮（PVC）を誘因として，300/分の心室粗動（VFL）が出現している．

b）治　療

　VF・VFLでは，すぐに脈は触れず意識を喪失し，直ちに駆けつけて二次救命処置（ACLS）を行う必要がある。ACLSのアルゴリズム（図4-8）に従って心肺蘇生術を施行しながら除細動の準備を行い，一刻も早く120〜200J（単相性であれば360J）で電気的除細動を行う。明らかな誘因がない例では1年以内に30％の例で再発し，再発予防には植え込み型除細動器（ICD）の適応となる。

c）一次・二次心肺蘇生術（BLS・ACLS）

　心肺停止に対する迅速かつ適切な対応はすべての医療従事者に必須のスキルだが，循環器診療に携わる医師にはより重要となる。急変時に意識がなければBLS，意識があればACLSサーベイから系統的に対処する。

4. 不整脈

大声で助けを呼ぶ／救急対応システムの出動を要請する

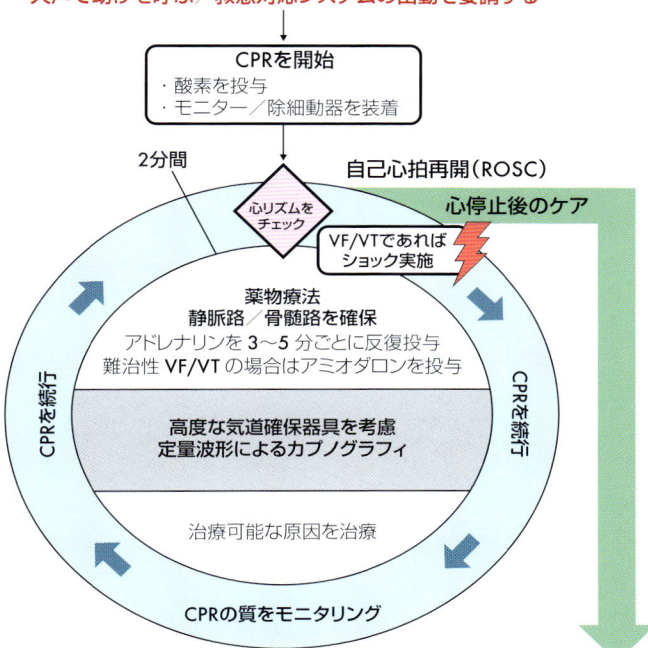

```
CPRを開始
・酸素を投与
・モニター／除細動器を装着
```

環状フロー:
- 2分間
- 心リズムをチェック
- VF/VTであればショック実施
- 自己心拍再開（ROSC）→ 心停止後のケア
- CPRを続行
- 薬物療法
  静脈路／骨髄路を確保
  アドレナリンを3〜5分ごとに反復投与
  難治性 VF/VT の場合はアミオダロンを投与
- 高度な気道確保器具を考慮
  定量波形によるカプノグラフィ
- 治療可能な原因を治療
- CPRの質をモニタリング

CPRの質
- 強く（2インチ［5cm］以上）速く（100回／分以上）押し、胸壁が完全にもとに戻るまで待つ．
- 胸骨圧迫の中断を最小限にする．
- 過剰な換気を避ける．
- 2分毎に圧迫担当を交代する．
- 高度な気道確保器具を使用しない場合は，30：2の圧迫・換気比
- 定量波形によるカプノグラフィ
  ─PTECO₂ が 10mmHg 未満の場合は，CPR の質の向上を試みる．
- 動脈内圧
  ─弛緩期（拡張期）圧が 20mmHg 未満の場合は，CPR の質の向上を試みる．

自己心拍再開（ROSC）
- 脈拍と血圧
- PETCO₂ の突発的および持続的な増大（通常は 40mmHg 以上）
- 動脈内圧モニタリングで自己心拍による動脈圧波形を確認

ショックのエネルギー
- 二相性：製造者の推奨エネルギー量（120〜200J）．不明な場合は使用可能な最大エネルギー量を使用する．2回目以降のエネルギー量は初回と同等とし，より大きなエネルギーを考慮してもかまわない．
- 単相性：360J

薬物療法
- アドレナリン静注　骨髄内投与：3〜5分毎に 1mg を反復投与
- バソプレシン静注　骨髄内投与：初回または2回目のアドレナリンの代わりに 40 単位を投与してもよい．
- アミオダロン静注
  骨髄内投与：初回投与量：300mg ボーラス．
- 2回目投与量：150mg

高度な気道確保器具
- 声門上気道確保器具または気管内挿管
- ET チューブの位置を確認し，モニタリングするためのカプノグラフィ波形
- 胸骨圧迫を続行しながら1分あたり 8〜10 回の人工呼吸

治療可能な原因
─循環血液量減少（hypovolemia）
─低酸素症（hypoxia）
─水素イオン（hydrogen ion）（アシドーシス）
─低／高カリウム血症（hypo-/hyperkalemia）
─低体温（hypothermia）
─緊張性気胸（tension pneumothorax）
─心タンポナーデ（tamponade, cardiac）
─毒物（toxins）
─血栓症，肺動脈（thronbosis, pulmonary）
─血栓症，冠動脈（thronbosis, coronary）

図 4-8　環状の二次救命処置（ACLS）のアルゴリズム
（AHA：心肺蘇生と救急心血管治療のためのガイドライン 2010 年より改変）

①BLS サーベイ

ステップ1： 患者の反応を確認しながら正常呼吸か観察する。喘ぎ呼吸は正常ではない。反応なく正常呼吸でないと判断したら（10秒以内）．

ステップ2： 院内救急コールと除細動器（もしくはAED）を要請．

ステップ3： 頸動脈を触知し（10秒以内），「触れる」と確信できなければ胸骨圧迫を開始．30回の胸骨圧迫と2回の人工呼吸を繰り返す．

ステップ4： モニター付き除細動器が到着したら波形を確認，心室細動ならば120〜200J（二相性）で電気的除細動する．

②ACLS サーベイ

　意識がある場合もしくはBLSサーベイを経て救急カートが到着した場合，ACLSサーベイに移り，A：気道確保，B：呼吸状態の評価，C：循環動態の評価，D：鑑別診断の系統的アプローチで対処する．心不全例の初期評価のABCDアプローチとほぼ同義である（図4-8参照）．

③BLS・ACLSのポイント

　心肺停止からの生存率向上にエビデンスのある手技は質の高いCPRと心室細動の早期除細動で，各種薬剤や気管挿管などはエビデンスに乏しい．

　胸骨圧迫はきわめて重要である．胸骨の下半分に手の付け根を置き，もう一方の手を重ねて両手を組む．肋骨骨折を防ぐため指先を反って肋骨には触れない．肘を伸ばし，肩が手の真上となる体勢で胸骨のみに力を加え，5cm以上胸郭が沈むように圧迫する．圧迫のたびに胸郭が元に戻ることを確認する．100回/分以上の速さで30回圧迫，2回人工呼吸する．1回1秒で酸素を吹き込み，胸郭の挙上を確認する．複数の人でCPRを行う際は励まし合いながら2分を目安に交代する．気管挿管した場合はカプノグラフィーを使用するとCPRの質の評価ができる．

　心室細動では除細動が1分遅れると蘇生率は7〜10％ずつ低下する．放電の際には周囲のスタッフの安全を確保するが，手動式除細動器ならば充電中も胸骨圧迫を継続する．

　ショック不要のリズム（PEAや心静止）では，BLSを行いつつ病態の同定と是正が救命率向上につながる．H's & T'sと覚えて，Hypoxia（低酸素），Hypovolemia（循環血液量減少），Hydrogen ion（アシドーシス），Hypothermia（低体温），Hypo/Hyperkalemia（低/高K血症），Tension pneumothorax（緊張性気

胸), Tamponade (心タンポナーデ), Thrombosis (心筋梗塞/肺塞栓), Toxin (薬物中毒) 等をチェックする。ベッドサイドでの心エコーも有用な情報が得られ，必要ならば PCPS などの使用も考慮する。

　自己心拍再開後は 12 誘導心電図を確認して急性心筋梗塞を見逃さないようにし，初期調律が心室細動ならば積極的に冠動脈造影を施行する。さらに低体温療法を導入すると神経学的予後の改善が期待できる。しかし心肺停止例の生存率は決して高くない。

　BLS, ACLS の手技は「できる」つもりでも実際にはできないことが多い。定期的なシミュレーショントレーニングによる確認が必須である。米国心臓協会 (AHA) の BLS for HCP コースと ACLS プロバイダーコースが日本循環器学会主催で定期的に開催されている。これらの受講を推奨する。

3. 心室頻拍 (Ventricular Tachycardia : VT)

a) 病　態

　心室が刺激を発生して幅広い QRS 波が 100～250/分の頻度で認められる時，心室頻拍 (VT) という。30 秒以上持続すれば持続性心室頻拍 (sustained VT)，30 秒未満を非持続性心室頻拍 (nonsustained VT) とする。VT が持続すると多少とも血圧は低下し，心拍数 200/分以上の VT や左室機能低下例では血圧は著明に低下し緊急処置を要する。

　VT の多くは心筋梗塞や心筋症など基礎心疾患例に認められるが，心室内の 1 部位が刺激の旋回運動 (reentry) によって 100～250/分の頻度で刺激を発生している。異常のある左室より発生するため，右脚ブロック型 QRS 波形 (V1 誘導で M 型) を示すことが多い。

　基礎心疾患のない例の VT は特発性心室頻拍 (idiopathic VT) と呼ばれる。多くは右室流出路起源で triggered activity と呼ばれる異常自動能によるもので，運動やストレスで誘発され，左脚ブロック (V6 誘導で M 型) ＋右軸偏位型波形を示す。ATP や β 遮断薬が有効である。左室後枝起源の特発性 VT もあり，reentry を機序とするが，Ca 拮抗薬が有効でベラパミル感受性 VT とも呼ばれる。右脚ブロック＋左軸偏位型波形を示す特徴がある。

b) 頻拍の停止

　特発性 VT でも緊急処置を要する可能性があり，VT が持続していたらすぐに上級医をコールするとともに除細動器の準備をする。その上で，血圧が保たれている例では抗不整脈薬投与による頻拍停止を試みる (図 4-9 参照)。

①特発性心室頻拍

基礎心疾患がないことが前提であり，まずはそれを確認する。

1. **左脚ブロック＋右軸偏位型波形の特発性心室頻拍**
   ATP 静注が第一選択であり，無効時はベラパミルを投与する。

> ■**ATP 投与法**
> **ATP（アデホス）（1A＝40mg/2mL）**
> 原液 1/4A（10mg）を急速静注，無効時は 1/2A（20mg）急速静注

2. **右脚ブロック＋左軸偏位型波形の特発性心室頻拍**
   ベラパミル静注が第一選択である。

> ■**ベラパミル投与法**
> **ベラパミル（ワソラン）（1A＝5mg/2mL）**
> ワソラン 1A＋生食 18mL（全量 20mL）とし，2 分間かけて静注
> **注意点**：静注時には血圧低下に注意する．

上記静注が無効の場合は他の抗不整脈薬の使用も可能だが，使用に慣れていなければ電気ショックを施行する。

②基礎心疾患を有する例の心室頻拍

心筋梗塞や心筋症など基礎心疾患例では，容易に血圧は低下し緊急処置を要することが多い。まずバイタルを確認し，血圧が低ければ薬剤による頻拍停止でなく電気ショックを施行するのが安全である。薬物治療では，基礎心疾患を有する場合もしくは不明の場合，アミオダロン（アンカロン）もしくはニフェカラント（シンビット）静注が第一選択であり，無効時はプロカインアミド（アミサリン）またはリドカイン（キシロカイン）を使用する。

電気ショックで一時的に洞調律に戻ってもすぐに VT が再開したり，頻回に VT を繰り返すことがある（incessant VT）。このように VT を繰り返す場合，QT 延長を伴わない例では電気ショックとアミオダロン（アンカロン）もしくはニフェカラント（シンビット）静注を併用することで洞調律の維持を図る。一方，QT 延長を伴う例では，マグネシウム（Mg）（マグネゾール）静注が有効であるとともに，QT 延長を来した原因の除去すなわち原因薬剤（K

4. 不整脈

チャネル遮断薬や抗精神病薬，抗うつ薬など）の中止や電解質異常（低 K 血症，低 Ca 血症や低 Mg 血症）の補正が重要である．

■アミオダロン投与法

アミオダロン（アンカロン）（1A＝150mg/3mL）

急速初期投与：

アンカロン 125mg（2.5mL）＋5%ブドウ糖 100mL を
10 分間かけて点滴静注．

負荷投与：

アンカロン 300mg（2A）＋5%ブドウ糖 24mL（全量 30mL）を
5mL/時で 6 時間かけて点滴静注．

維持投与：

アンカロン 300mg（2A）＋5%ブドウ糖 24mL（全量 30mL）を
2.5mL/時で点滴静注．

■ニフェカラント投与法

ニフェカラント（シンビット）（1 バイアル＝50mg）

シンビット 15mg（0.3mg/体重 1kg）＋生食 25mL（全量）を
5 分間かけて静注．

持続静注する場合は

シンビット 2V＋生食 50mL（全量 50mL）とし
10mg/時（5mL/時）（体重 50kg で 0.2mg/kg/時）で開始．

■プロカインアミド投与法

プロカインアミド（アミサリン）（1A＝200mg/2mL）

アミサリン 1A（200mg）＋生食 18mL（全量 20mL）とし 2 分間かけて静注．
以後，停止するまで 5 分毎に同量を総量 800mg まで投与する．

持続静注する場合は

アミサリン 5A＋生食 40mL（全量 50mL）とし
1mg/分（3mL/時）で開始．

注意点：静注時には血圧低下に注意する．

■リドカイン投与法

リドカイン(キシロカイン)(1A=100mg/5mL)

オリベス 1%点滴用(1 パック=2000mg/200mL)

キシロカイン静注用シリンジ 1/2A(50mg)を 1 分かけて静注.
5 分後に残り半分 50mg を追加静注.

持続静注する場合には

オリベス 1%点滴用を 1mg/分(6mL/時)で開始.

■マグネシウム投与法

硫酸マグネシウム(マグネゾール)(1A=2g/20mL)

静注用マグネゾール 1A(20mL)を 2 分かけて静注,
発作を繰り返すならば 15 分後に同量を追加静注

```
                        血行動態                    *保険適用外
         ┌─────────────────┼─────────────────┐
    不安定な心室頻拍              安定した心室頻拍
         │              ┌───────────────┬───────────────┐
      DCショック        心機能低下            心機能正常
                      (LVEF<40%)
   再発  │                │                    │
       静注              静注                  静注
     アミオダロン       アミオダロン         プロカインアミド
     ニフェカラント    ニフェカラント        ニフェカラント
     リドカイン         リドカイン           アミオダロン
         │                                   リドカイン
      DCショック
         │                                 a)ベラパミル*
        停止                                b)ATP*
```

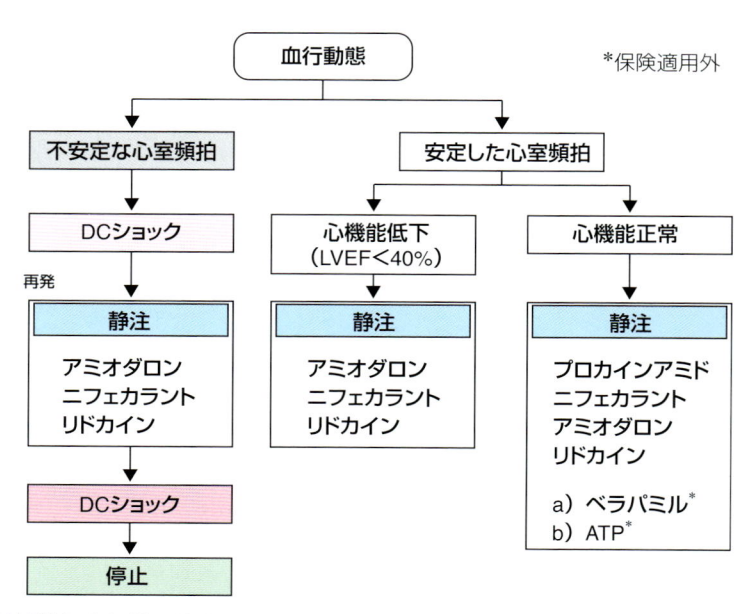

図 4-9　持続性心室頻拍の停止法
a)RBBB+LAD 型の特発性心室頻拍,b)LBBB+RAD 型の特発性心室頻拍
(日本循環器学会:不整脈薬物治療に関するガイドライン 2009 年改訂版より改変)

4. 不整脈

```
                    基礎心疾患
          なし ／          ＼ あり*1
   カテーテルアブレーション      ICD
      ／      ＼                    ＼ ICD拒否・不可
    成功   不成功・拒否         ↓              ↓
         ／      ＼      ICDに併用*2      アミオダロン
   LBBB+RAD型  RBBB+LAD型   アミオダロン      ソタロール
                             ソタロール       ベプリジル
   β遮断薬      Caチャネル遮断薬  β遮断薬      β遮断薬*3
   Caチャネル遮断薬  β遮断薬
   Naチャネル遮断薬  Naチャネル遮断薬
                            Electrical storm時
                                静注
                             ニフェカラント
                             アミオダロン
                              β遮断薬
```

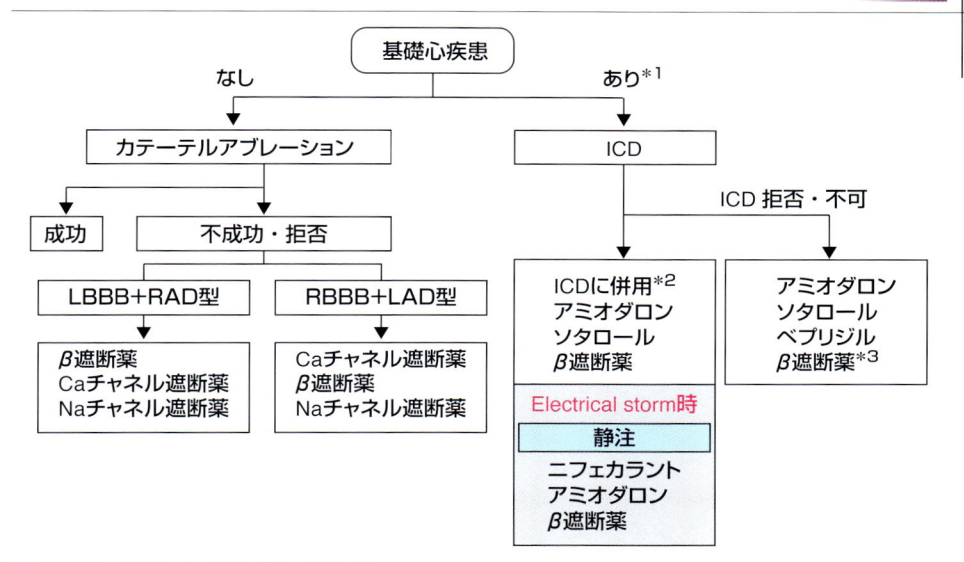

図 4-10　持続性心室頻拍の再発予防
*1：基礎疾患がある例でもカテーテルアブレーションの有効例がある．
*2：ソタロールまたはアミオダロン＋β遮断薬で作動減少が図れる．
*3：心不全例で有用．
(日本循環器学会：不整脈薬物治療に関するガイドライン 2009 年改訂版より改変)

c) 心室頻拍の再発予防

　基礎心疾患のない特発性 VT では VT 停止に有効な Ca 拮抗薬などの薬剤を内服するが，予防効果は確実ではない．カテーテルアブレーションで根治できる可能性が高いのでアブレーションを勧める（図 4-10）．

　基礎心疾患例の VT では ICD 植え込みが行われるべきである．ICD 作動を減らすためアミオダロン（アミオダロン，アンカロン）やソタロール（ソタコール）などの抗不整脈薬の投与を検討する．

4. 発作性上室性頻拍（Paroxysmalsupraventricular Tachycardia：PSVT）

a) 発作性上室性頻拍の分類

　房室接合部由来の頻脈を房室接合部頻拍というが，発作性上室性頻拍（PSVT）と呼ぶことが多い．房室接合部頻拍では，房室結節内に 2 種類の経路（fast pathway と slow pathway）が潜在的に存在するため房室結節内で刺激の旋回運動（reentry）が生じ，150〜250/分で刺激を発生している．多くは基礎心疾患のない例に認め，過労，ストレスや飲酒が誘因となる．

4. 不整脈

| 房室接合部頻拍
房室結節内reentryによるPSVT | 発作性心房頻拍（PAT）
心房内reentryによるPSVT | 潜在性副伝導路を介する
reentryによるPSVT |

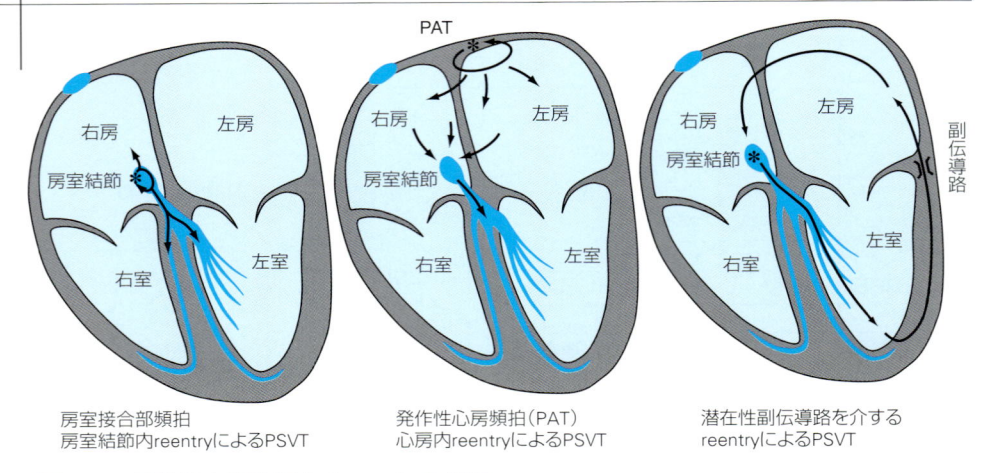

図 4-11　発作性上室性頻拍（PSVT）の分類

　　　PSVT の 60％が房室結節内 reentry による房室接合部頻拍で，心房内 reentry による発作性心房頻拍（PAT）は PSVT の 10％を占める。残りの 30％は潜在性副伝導路を介する reentry による頻拍で，房室結節→心室→副伝導路→心房→房室結節といった心房と心室を含めた大きな刺激の旋回運動による。PSVT の多くが房室接合部頻拍のために房室接合部頻拍と PSVT を同義語として使うことも多い（図 4-11）。

　　　房室結節内 reentry による房室接合部頻拍では，異所性 P 波は洞調律の P 波と逆向き波形（II，III，aVF 誘導で下向き）を示すが，QRS 波の中で見にくいことが多い。PAT では QRS 波の前に洞調律の P 波と形の異なる異所性 P 波を認める。潜在性副伝導路を介する頻拍では QRS 波の後に I 誘導で下向きの異所性 P 波を認める。いずれにせよ，心拍数が速いと異所性 P 波の形を判定するのが難しく，これらをまとめて PSVT というわけである。

b）頻拍の停止

　　　PSVT ではショックは稀だが，ショック状態ならば速やかに電気ショックを行う。血圧が保たれている場合は，Valsalva 手技や頸動脈洞マッサージなど迷走神経刺激手技を試みる。Valsalva 手技は深く息を吸った上で息こらえして力ませる方法で 50％の成功率があり，患者自身に覚えさせることができる。同時に冷水を飲んだり，冷水に顔をつけると効果的である。頸動脈洞マッサージは医師による手技で，頸動脈雑音がないことを確認してから臥位で頭部を左向きにした上で，右手の指 3 本を使い，下顎骨近くの右頸動脈を

頸椎へ向けて後下方に数秒間圧迫する。脳塞栓の危険が0%でなく，必ずしも試すべき方法ではない。迷走神経刺激手技が無効の場合はATP（アデホス）またはベラパミル（ワソラン）静注を行う。房室結節内 reentry と潜在性副伝導路を介する reentry の PSVT では 90% 以上の例で頻拍は停止する。ATP は半減期が 10 秒と短く，ベラパミルより先に用いられる。数秒間で急速静注する。ATP は喘息例には禁忌で，胸部不快感や嘔気を自覚することも多い。ATP 投与による心房細動誘発から偽性心室頻拍を呈することがあり，頻拍停止を試みる際は必ず除細動器を準備しておく。

■ATP 投与法

ATP（アデホス）（1A＝40mg/2mL）

原液 1/4A（10mg）を急速静注，無効時は 1/2A（20mg）急速静注．

■ベラパミル投与法

ベラパミル（ワソラン）（1A＝5mg/2mL）

ワソラン 1A＋生食 18mL（全量 20mL）とし 2 分間かけて静注．
注意点：静注時には血圧低下に注意する．

c）頻拍の再発予防

現在，カテーテルアブレーションにて 90% 以上の例で根治可能であり，まずアブレーションを勧める。アブレーションを希望しない例では抗不整脈薬による治療を行い，房室接合部伝導を抑制する β 遮断薬や Ca 拮抗薬が第一選択となる。

5. 心房細動（Atrial Fibrillation：AF）

a）病態と分類

心房細動（AF）では，心房内のいたる所で 350〜600/分の刺激を発生し，P 波は形を示さず基線が不規則に揺れるような細動波（f 波）となる。心房の刺激があまりに速く，心室への伝導が不規則になり，QRS 波のリズムは不規則となる。ジギタリス薬や β 遮断薬など房室伝導を抑制する薬を服用していない例では 100/分以上の頻脈となる（rapid ventricular response）（図 4-12）。心房粗動より多く，AF 例の約 10% は基礎心疾患がない例で，孤立性心房細動（lone AF）と呼ぶ。しかし弁膜症，高血圧，心筋梗塞や心筋症など基礎心

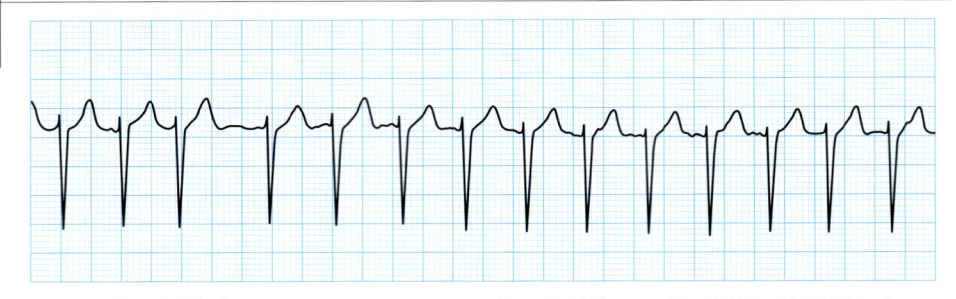

図 4-12　心房細動（rapid ventricular response）　心拍数 140/分の頻脈では規則的（R-R 間隔が一定）な頻脈のように見えやすい．

疾患を有する例や甲状腺機能亢進症では高頻度である．最初は発作的に起こって発作性心房細動（paroxysmal AF：PAF）と呼ばれるが，時間経過と左房拡大とともに持続しやすくなる．発症後 7 日を超えて心房細動が持続しているものを持続性心房細動（persistent AF），電気的あるいは薬理学的に除細動不能のものを永続性心房細動（permanent AF）と言う．

b）合併症

① **塞栓症**：AF で最も問題になるのが左房内の血栓形成で，塞栓症の原因となる．心房の収縮を欠くため心房内で血流が停滞し，左房内血栓（特に左心耳）が形成されやすい．塞栓症でも脳塞栓をひき起こす頻度が高いが，全身の塞栓症の原因となり得る．

② **心不全**：AF では心房収縮が消失することで左室への流入血流量が減少し，心拍出量（10〜20％）が減少する．頻脈性 AF 時はさらに心拍出量が減少し，心不全を来しうる．基礎心疾患例や高齢者では容易に心不全となる．頻脈が持続することで心筋障害を来すこともあり，tachycardia-induced cardiomyopathy と呼ばれる．

c）発作時の治療法

ジギタリス薬や β 遮断薬など房室伝導抑制薬を服用していない例に AF が起こると，120/分以上の頻脈になる．急性心筋梗塞例や左室収縮能低下例では，血圧低下や心不全悪化を来すため，直ちに同期下で電気的除細動（100J）を行う．血行動態が安定している場合はジゴキシン（ジゴシン）やベラパミル（ワソラン）静注，ジルチアゼム（ヘルベッサー）持続点滴など房室伝導を抑制する薬で心拍数を 100/分以下にする．左室収縮能が中等度以上低下している例（駆出率＜40％）ではジゴキシンを用いるが，ジギタリスは

4. 不整脈

副交感神経活性化で効果を発揮するため，日中の徐拍作用は弱い．左室収縮能正常もしくは軽度低下例ではジルチアゼム持続点滴が使いやすい．静注薬で心拍数がコントロールされたら内服薬に変更するが，左室収縮能正常例では β 遮断薬ビソプロロール（メインテート）が有効で 2.5〜5mg/日投与する．左室収縮能低下例ではジゴキシン（0.125〜0.25mg/日）に少量の β 遮断薬を併用するとよい（図 4-13）．

■心拍数のコントロール

ジゴキシン（ジゴシン）（1A＝0.25mg/1mL）
　ジゴシン 2A（0.50mg）をまず静注，以後
　2時間毎に心拍数＜100/分になるまで 0.25mg ずつ静注（計 3 回まで）．

ジルチアゼム（ヘルベッサー）（1A＝50mg）
　ヘルベッサー 3A＋生食 50mL（総量 50mL）とし，シリンジポンプで 2mL/時（体重 50kg では 2μg/kg/分）で持続静注開始．
　心拍数と血圧によって 1mL/時ずつ適時増減する．

ベラパミル（ワソラン）（1A＝5mg/2mL）
　ワソラン 1A＋生食 18mL（全量 20mL）とし 2 分間かけて静注．

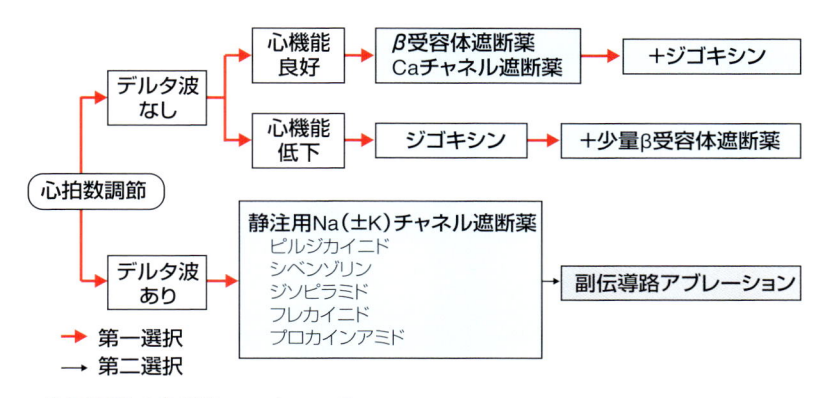

図 4-13　心房細動の心拍数コントロール
Na（±K）チャネル遮断薬＝Na チャネル遮断を主作用とするI群抗不整脈薬（K チャネル遮断を伴うものと伴わないものがある）．
（日本循環器学会 不整脈薬物治療に関するガイドライン 2009 年改訂版より改変）

4. 不整脈

　心拍数がコントロールされたら除細動すべきか検討する。心拍数のコントロール（rate control）のみ行うか，洞調律を維持（rhythm control）すべきかは，欧米では両者に差はないという考え方が一般的だが，日本人を対象としたJ-Rhythm試験ではrhythm controlの方がQOLに効果的とする結果であった。

　1年以上AF持続例や左房径5cm以上，2回以上電気的除細動施行例は除細動しても再発率が高く，適応はない。除細動の適応としては，AFになってから48時間未満ならヘパリン5,000単位静注後，除細動を行う。48時間以上経過した例では塞栓症のリスクが高いため，経食道エコーで左房内血栓を否定するか，最低3週間の抗凝固療法後に除細動を行い，除細動後も4週間以上抗凝固療法を継続する。

　除細動には電気的除細動と抗不整脈薬による薬理学的除細動があり，左室収縮能中等度以上低下（駆出率＜40％）や器質的心疾患例では電気的除細動が勧められる。左室収縮能正常〜軽度低下例ではプロカインアミド（アミサリン），シベンゾリン（シベノール）やピルジカイニド（サンリズム）による薬理学的除細動を試み，無効の場合に電気的除細動を行う。薬理学的除細動を行う場合も，血圧と心電図をモニターしながら血圧低下や催不整脈作用に注意して静脈内投与する。

■薬理学的除細動

プロカインアミド（アミサリン）（1A＝200mg/2mL）
　アミサリン1A＋生食18mL（全量20mL）とし，2分間かけて静注．
　以後，停止するまで5分毎に同量を総量800mgまで投与する

ピルジカイニド（サンリズム）（1A＝50mg/5mL）
　サンリズム1A（体重1kg当り1mg）＋生食45mL（全量50mL）とし，10分間で静注．

シベンゾリン（シベノール）（1A＝70mg/5mL）
　シベノール1A（体重1kg当り1.4mg）＋生食15mL（全量20mL）とし，5分間で静注．

d) 再発予防

　AF 初回発作では抗不整脈薬の予防的投与は行わない。2回目以降の発作で若年者や交感神経緊張型（運動誘発性または日中に発作が起こる）では，まず β 遮断薬を投与する。それ以外は，器質的心疾患の有無と左室収縮能を評価して抗不整脈薬を選択する。器質的心疾患のない孤立性心房細動では，シベンゾリン（シベノール）やピルジカイニド（サンリズム）を用いることが多い。弱心作用は強いが，夜間や安静，飲酒後に発作が起こる迷走神経緊張型では，抗コリン作用の強いジソピラミド（リスモダン R）が有効である。持続性心房細動ではベプリジル（ベプリコール）が有効であるが，QT 延長や催不整脈作用に注意して 100mg/日から投与を開始する（図 4-14）。

　器質的心疾患例や左室収縮能低下例では，アプリンジン（アスペノン）を試すが無効のことが多く，アミオダロン（アンカロン）を考慮する。これらの例では洞調律維持は難しいことが多く，抗不整脈薬の催不整脈作用にも十分注意が必要である。抗不整脈薬を投与する前に，冠動脈疾患例では PCI 等による虚血の改善，心不全例では ACE 阻害薬および β 遮断薬の投与と心不全をしっかりコントロールしておく必要がある（upstream 治療）（図 4-15）。

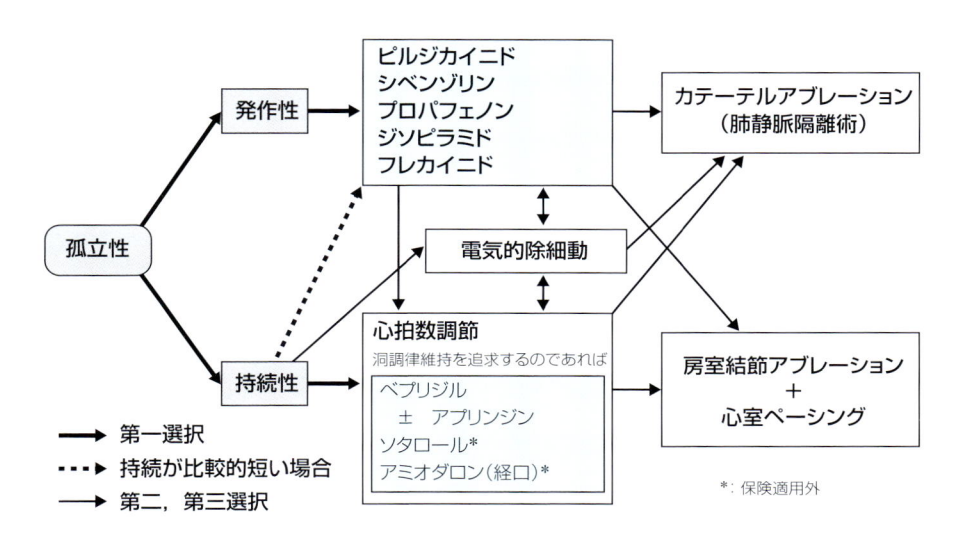

図 4-14　孤立性心房細動に対する治療戦略
（日本循環器学会：不整脈薬物治療に関するガイドライン 2009 年改訂版より改変）

4. 不整脈

近年，AFに対するカテーテルアブレーションの治療成績は向上し，再発抑制率は1回の治療で50～80%，2回では80～90%となる。しかし，心タンポナーデを含めた重篤な合併症の危険性が3～5%あり，自覚症状の強い左房径45mm以下で75歳以下の例が適応となる。

■抗不整脈薬の投与法と投与量

シベンゾリン（シベノール）300～450mg/日　1日3回に分けて服用
ピルジカイニド（サンリズム）150～225mg/日　1日3回に分けて服用
プロパフェノン（プロノン）300～450mg/日　1日3回に分けて服用
ジゾピラミド（リスモダンR）300mg/日　朝，夕2回に分けて服用
ベプリジル（ベプリコール）100～200mg/日　朝，夕2回に分けて服用

注意点：上記の5薬は高齢者や腎機能低下例では半量で開始する.

アプリンジン（アスペノン）40～60mg/日　朝，夕2回に分けて服用
　注意点：肝代謝されるので腎機能低下例でも投与可能だが効果に乏しい.

アミオダロン（アンカロン）
　投与開始2週間は400mg/日
　その後の維持量は100～200mg/日　朝1回服用
　注意点：副作用として間質性肺炎，甲状腺機能異常に注意

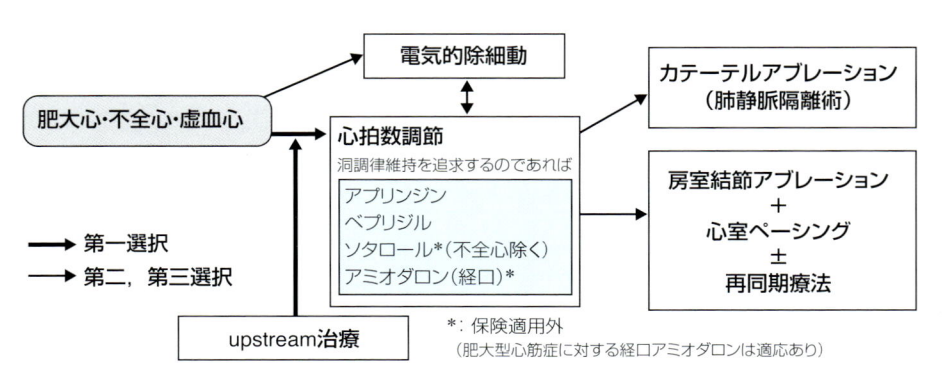

図4-15　器質的心疾患を伴う心房細動に対する治療戦略
（日本循環器学会：不整脈薬物治療に関するガイドライン2009年改訂版より改変）

e）抗凝固療法

　抗凝固療法の適応については，図4-16のように年齢を含めた危険因子の有無（CHADS$_2$スコア）で抗凝固療法を行うかどうかを決定する。スコア2点以上はワルファリン内服の適応となる。入院患者でヘパリン持続静注からワルファリン内服に変更する際は，ワルファリン開始後少なくとも3日間はヘパリンを併用する。多くはワルファリン2〜3mg/日を3日間投与後にプロトロンビン時間（PT）を測定し，その後は数日ごとにPTを測定して投与量を調節する。70歳未満ではPT-INR値2.0〜3.0，70歳以上は1.6〜2.6を目標にする。ワルファリン服用中は納豆，青汁やクロレラの摂取を禁止し，解熱鎮痛薬や抗菌薬服用中はコントロールが不安定となることに注意する。外来では年齢と体格を考慮しつつ1〜3mg/日で開始する。なお，日本人でアスピリンに塞栓症の予防効果がないことが示され，心房細動例にアスピリン投与は行わない。

　2011年に，新規経口抗凝固薬として直接トロンビン阻害薬ダビガトラン（プラザキサ）が使用可能となった。ワルファリンより出血性合併症が低く，CHADS$_2$スコア1点のAF例ではダビガトラン投与が推奨される。しかし，ダビガトランは胃部不快感を訴えることが多く，高度腎障害（CCr＜30mL/分）では投与禁忌である。その後，直接Xa阻害薬のリバーロキサバン（イグザレルト）とアピキサバン（エリキュース）が市販された。ダビガトランは80％が腎排泄に対し，アピキサバンの腎排泄は27％でCCr 15〜30mL/分の高度腎障害例にも使用可能である。

■新規経口抗凝固薬の投与法と投与量

ダビガトラン（プラザキサ）300mg/日　1日2回に分けて服用
　中等度腎障害（CCr30〜50mL/分），70歳以上→220mg/日
　腎不全と高度腎障害（CCr＜30mL/分）→ 投与禁忌

リバーロキサバン（イグザレルト）15mg/日　1日1回服用
　高度〜中等度腎障害（CCr15〜50mL/分）→10mg/日
　腎不全（CCr＜15mL/分）→ 投与禁忌

アピキサバン（エリキュース）10mg/日　1日2回に分けて服用
　≧80歳，体重≦60kg，血清Cr≧1.5mg/dLの2つ以上該当→5mg/日
　腎不全（CCr＜15mL/分）→投与禁忌

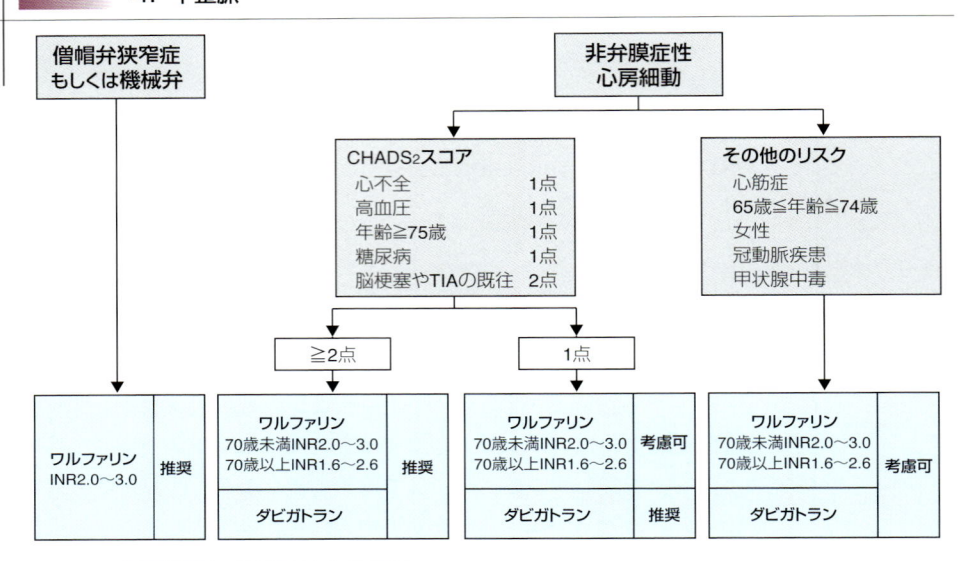

図 4-16　心房細動における抗血栓療法
(日本循環器学会：心房細動における抗血栓療法に関する緊急ステートメント 2011 年より)

6. 心房粗動 (Atrial Flutter：AFL)

a) 病　態

　心房粗動 (AFL) の多くは右房内の三尖弁輪部を刺激が旋回 (reentry) することによって 250〜350/分で刺激を発生し，心電図上 P 波の代わりに II, III, aVF 誘導で下向き (通常型) の鋸歯状の粗動波 (F 波) を認める。房室伝導を遅くするジギタリス薬や β 遮断薬などを服用していない例では心室へ 2：1 に伝導し，心拍数 150/分の規則的な頻脈となることが多い。健常者では稀で，心筋梗塞，弁膜症や心筋症など基礎心疾患を有する例や呼吸器疾患例で多く認める。

b) 治　療

　AFL の治療はほぼ心房細動 (AF) の治療に準じる。下記に注意点をまとめる。

　　①抗不整脈薬を投与する際 (特に薬理学的除細動時) は必ず，房室伝導を遅くするジギタリス薬，β 遮断薬や Ca 拮抗薬 (ジルチアゼムやベラパミル) を併用する。それらを服用していないと 1：1 伝導から 300/分近い頻脈からショックになり得る。

② 2：1 伝導から 4：1 伝導に心拍数をコントロールするには，房室伝導を遅くするジギタリス薬や β 遮断薬などのかなり多量を必要とするが，カテーテルアブレーションの成功率は 90% 以上で第一選択の治療法となっている。

③ AF に比して塞栓症の危険性は低いが，洞調律に比べると塞栓症の危険性は高く，抗凝固療法の適応は AF に準じて投与する。

7. 抗不整脈薬の分類

以前より I 群から IV 群に抗不整脈薬を大別する Vaughan Williams 分類（表 4-3：78～79 頁に掲載）がよく用いられたが，近年は抗不整脈薬のイオンチャンネルや受容体への作用を詳細に記載した Sicilian Gambit 分類（表 4-4：80 頁に掲載）を用いることが推奨されている。

B 徐脈性不整脈

1. 洞結節不全症候群（Sick Sinus Syndrome：SSS）

a）洞結節不全症候群とは

洞停止や洞房ブロックによるポーズ（図 4-17）や著明な洞性徐脈によって，失神，めまいや息切れなどの症状を来すもので，高齢者に多い疾患群である。心房細動や心房粗動の停止後に長い洞停止となってめまいを来すことも多いが，その際は徐脈頻脈症候群と呼ばれる。洞結節不全症候群の診断には 24 時間ホルター心電図が有用で，電気生理学的検査を必要とすることはほとんどない。突然死は稀だが，失神に伴う外傷と心房細動に伴う塞栓症が

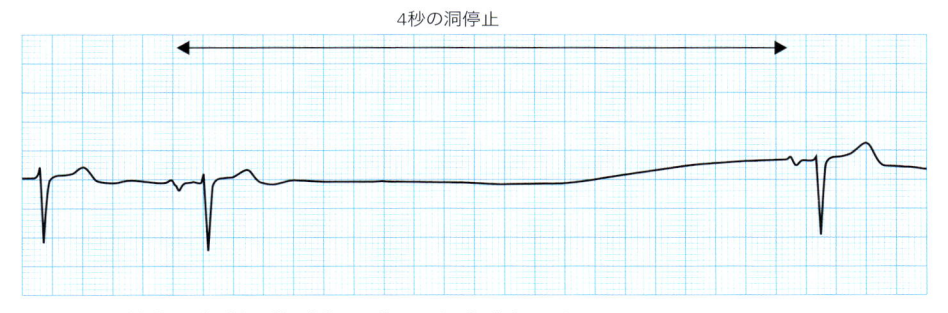

図 4-17　洞結節不全症候群の例　4 秒間の洞停止を認める．

4. 不整脈

表 4-3 Vaughan Williams による抗不整脈薬の分類

群		適応	薬品名（市販名）	代謝
I群 Na チャネル遮断薬	Ia（QT延長）	心房性不整脈 心室性不整脈 WPW症候群	キニジン（キニジン）	腎20% 肝80%
			プロカインアミド（アミサリン）	腎60% 肝40%
			ジソピラミド（リスモダンR）	腎50% 肝50%
			シベンゾリン（シベノール）	腎80% 肝20%
			ピルメノール（ピメノール）	腎80% 肝20%
	Ib（QT短縮）	心房性不整脈 心室性不整脈	アプリンジン（アスペノン）	肝
		心室性不整脈	リドカイン（キシロカイン）	肝
			メキシレチン（メキシチール）	肝
	Ic（QT不変）	心房性不整脈 心室性不整脈 WPW症候群	プロパフェノン（プロノン）	肝
			フレカイニド（タンボコール）	腎
			ピルジカイニド（サンリズム）	腎
II群	β遮断薬	AF,AFLの心拍数コントロール 先天性QT延長症候群	メトプロロール（セロケン）	肝/腎
			アテノロール（テノーミン）	腎
			ビソプロロール（メインテート）	肝/腎
III群	Kチャネル遮断薬（QT延長）	難治性心室性不整脈	アミオダロン（アンカロン）（アミオダロン）	肝
			ソタロール（ソタコール）	腎
			ニフェカラント（シンビット）	腎50% 肝50%
IV群	Caチャネル遮断薬	発作性上室性頻拍 AF,AFLの心拍数コントロール	ベラパミル（ワソラン）	腎20% 肝80%
			ジルチアゼム（ヘルベッサー）	腎20% 肝80%
		心房性不整脈 心室性不整脈	ベプリジル（ベプリコール）	腎50% 肝50%
その他	ジギタリス	発作性上室性頻拍 AF,AFLの心拍数コントロール	ジゴキシン（ジゴシン）	腎
	ATP	発作性上室性頻拍	ATP（アデホス）	腎

4. 不整脈

表4-3（続き）

投与法			弱心作用	副作用
静注	経口	経口投与量		
	○	600～1600mg/日 (分3～4)	→	消化器症状(悪心,嘔吐,下痢) 過敏症状(発疹),ジギタリス中毒
○	○	1500～2500mg/日 (分3～4)	↓	血圧低下,ループス症候群 (抗コリン作用は弱い)
○	○	300mg/日 (分2)	↓↓	心不全,抗コリン作用による 口渇,便秘,尿閉,緑内障発作
○	○	300～450mg/日 (分3)	↓↓	頭痛,口渇,尿閉 (抗コリン作用は弱い)
	○	200mg/日 (分2)	↓↓	頭痛,口渇,尿閉 (抗コリン作用は弱い)
○	○	40～60mg/日 (分2～3)	→	しびれ,肝機能障害
○		点滴静注のみ 100mg(1～2mg/kg)静注	→	中枢神経症状(めまい,不穏,痙攣)
○	○	300～450mg/日 (分3)	→	消化器症状(悪心,嘔吐) 中枢神経症状(めまい)
	○	300～450mg/日 (分3)	↓↓	心不全,中枢神経症状(めまい) 消化器症状(悪心)
○	○	100～200mg/日 (分2)	↓↓	心不全,中枢神経症状(めまい) 消化器症状(悪心)
○	○	150～225mg/日 (分3)	↓	中枢神経症状,消化器症状
	○	60～120mg/日 (分3)	↓↓	気管支喘息,脱力感,心不全
	○	25～100mg/日 (分1)	↓↓	気管支喘息,脱力感,心不全
	○	2.5～5mg/日 (分1)	↓↓	気管支喘息,脱力感,心不全
	○	投与開始2週間 400mg/日 維持量200mg/日	→	肺線維症,甲状腺機能障害 角膜色素沈着
	○	80～320mg/日 (分2)	↓	頭痛,消化器症状
○		点滴静注のみ 15mg(0.3mg/kg)静注	→	頭痛,消化器症状
○	○	120～240mg/日 (分3)	↓↓	心不全,血圧低下 徐脈,房室ブロック
○	○	100～200mg/日 (分1～2)	↓↓	心不全,血圧低下 徐脈,房室ブロック
	○	200mg/日 (分2)	→	徐脈,めまい,頭痛
○	○	0.125～0.25mg/日 (分1)	↑	徐脈,房室ブロック 消化器症状(食欲不振,嘔吐)
○		点滴静注のみ 10～20mg静注	→	消化器症状(悪心),頭痛 房室ブロック,喘息

4. 不整脈

表4-4 Sicilian Gambit が提唱する抗不整脈薬の分類

薬剤	Na Fast	Na Med	Na Slow	Ca	K	I_f	α	β	M_2	A_1	Na-K ATPase	左室機能	洞調律	心外性	PR	QRS	JT
リドカイン	○											→	→	●			↓
メキシレチン	○											→	→	●			↓
プロカインアミド		Ⓐ			●							↓	→	●	↑	↑	↑
ジソピラミド			Ⓐ		●				○			↓	→	●	↑↓	↑	↑
キニジン		Ⓐ			●		○		○			→	↑	●	↑↓	↑	↑
プロパフェノン		Ⓐ						●				↓	↓	○	↑	↑	
アプリンジン		Ⓘ		○	○	○						→	→	●	↑	↑	→
シベンゾリン			Ⓐ	○	●				○			↓	↓	●	↑	↑	
ピルメノール			Ⓐ		●				○			↓	↑	●	↑	↑	↑→
フレカイニド			Ⓐ		○							↓	→	●	↑	↑	
ピルジカイニド			Ⓐ									↓→	→	●	↑	↑	
ベプリジル	○			●	●							?	↓	○			↑
ベラパミル	○			●			●					↓	↓	○	↑		
ジルチアゼム				●								↓	↓	○	↑		
ソタロール					●			●				↓	↓	○			↑
アミオダロン	○			○	●		●	●				→	↓	●	↑		↑
ニフェカラント					●							→	↓	●			↑
ナドロール								●				↓	↓	○	↑		
プロプラノロール	○							●				↓	↓	○	↑		
アトロピン									●			→	↑	●	↓		
ATP										■		?	↓	○	↑		
ジゴキシン									■		●	↑	↓	●	↑		↓

遮断作用の相対的強さ：○低，◐中等，●高
A=活性化チャネルブロッカー，I=不活性化チャネルブロッカー
■=作動薬

問題となる。服用している薬剤（β遮断薬，ジギタリス薬，ベラパミルやジルチアゼムといったCa拮抗薬，抗不整脈薬）が徐脈や洞停止の原因のことも多く，服用薬剤を必ずチェックする。原因となりうる薬剤があれば，まずそれを中止する。原因であることは少ないが，甲状腺機能低下症もチェックする。

b）洞結節不全症候群の治療
①永久ペースメーカ植え込み術の適応

ACC/AHA/HRS 2008 ガイドラインを下記に示した。一般に症状がある場合は永久ペースメーカ植え込み術の適応となるが，症状がない場合は絶対適応とはされない。

◆洞結節不全症候群における永久ペースメーカ植え込みの適応

Class I（絶対適応）
1) 頻回の洞停止や徐脈が失神やめまいなどの症状を来しているもの
2) 必要不可欠な薬剤のために症状を伴う洞性徐脈となっているもの

Class IIa（比較的適応）
1) 心拍数＜40/分の徐脈を認めるが，症状と徐脈の関連が明確でないもの

---

②薬物治療

症状がある例では，植え込み術を施行するまで薬物療法または一時的ペーシングを行う。永久ペースメーカ植え込み術までの橋渡しにイソプロテレノール（プロタノール）持続静注を用いることが多い。緊急時はアトロピン静注を行うこともある。

永久ペースメーカ植え込み術の適応でも，手術を希望しない場合や全身状態によって薬物治療を行うことがある。その際はイソプロテレノール（プロタノール），シロスタゾール（プレタール）もしくはテオフィリン（テオドール）を経口投与する。

■イソプロテレノール投与法

イソプロテレノール（プロタノール）（1A＝0.2mg/1mL）
　プロタノール 3A＋生食 47mL（全量 50mL）として，
　2mL/時（1μg/分）で持続静注開始
　10μg/分まで増量可能であるが，動悸などの症状に注意

■アトロピン投与法

アトロピン（アトロピン注シリンジ）（1A＝0.5mg/1mL）
　緊急時にアトロピン 1〜2A 静注

■陽性変時作用薬の内服法と投与量

イソプロテレノール（プロタノール）45〜60mg/日　3〜4回に分けて服用
シロスタゾール（プレタール）200mg/日　朝，夕の2回に分けて服用
テオフィリン（テオドール）400mg/日　朝，夕の2回に分けて服用

2. 房室ブロック（AV Block）

a) 房室ブロックの分類と診断

①ウェンケバッハ型2度房室ブロック

　房室結節が障害を受けると，ウェンケバッハ型2度房室ブロックというPQ間隔が次第に延長しては数拍毎にQRS波が落ちるパターンを示す。スポーツ選手では強い迷走神経緊張，高齢者では加齢に伴う房室結節の障害で起こる。急性心筋梗塞（下壁）でもよく認めるが一過性のことが多い。ウェンケバッハ型ブロックは良性で，多くは治療不要である。ただし，ベラパミルやジルチアゼムといったCa拮抗薬やジギタリス薬など房室伝導を抑制する薬やβ遮断薬を服用している例ではそれらを中止する。

　心電図ではPQ間隔が次第に延長し，数拍毎にQRS波が落ちて長い休止期となる。休止期の間に房室結節は回復するため，休止期直後のPQ間隔はその直前のPQ間隔より短い（図4-18）。このPQ間隔の変動に伴い，R-R間隔は次第に短くなっては長い休止期となるパターンを示す。数拍毎にQRS波が落ち，その程度は2：1，3：2，4：3伝導とさまざまである。

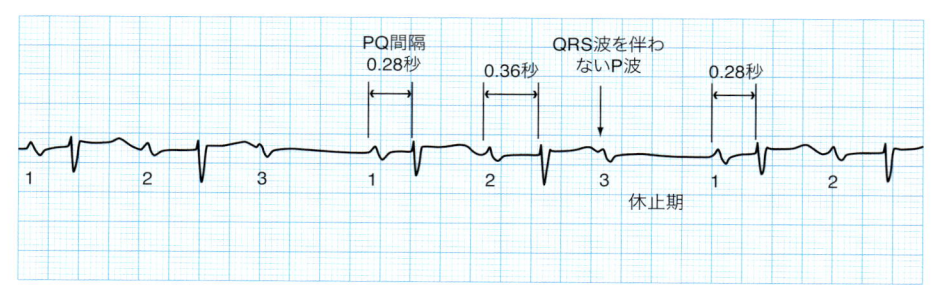

図4-18　ウェンケバッハ型2度房室ブロック（3：2伝導）　休止期直後のPQ間隔（0.28秒）はその直前のPQ間隔（0.36秒）より短くなる．

4. 不整脈

> ◆ウェンケバッハ型2度房室ブロックの診断のポイント
> 1) PQ間隔は次第に延長して数拍毎に QRS 波を伴わなくなる
>   （休止期直後の PQ 間隔はその直前の PQ 間隔より短い）．
> 2) P-P 間隔は一定である．
> 3) R-R 間隔は次第に短くなり，QRS 波が落ちて長い休止期となる．

②モービッツ2型2度房室ブロック

ウェンケバッハ型ブロックより稀である．ヒス束以下が広範に障害されると，PQ 間隔は一定のまま突然 QRS 波が落ちて長い休止期となるパターンを示す．これをモービッツ2型2度房室ブロックという．心室内伝導も障害されており，幅広い QRS 波形（脚ブロック）を示すことが多い（正常 QRS 波形の時はヒス束内障害を疑う）．急性心筋梗塞では広範な前壁中隔梗塞例で認め，予後不良である．突然，完全房室ブロックになって失神を起こし，特に幅広い QRS 波形の例では無症状でもペースメーカを植え込む必要がある．

心電図では，PQ 間隔は一定のまま突然 QRS 波が落ちて休止期となる．ウェンケバッハ型とは異なり，休止期の前後で PQ 間隔は一定である．R−R 間隔も一定で，QRS 波が落ちると直前の R−R 間隔の2倍の休止期となる（図4-19）．

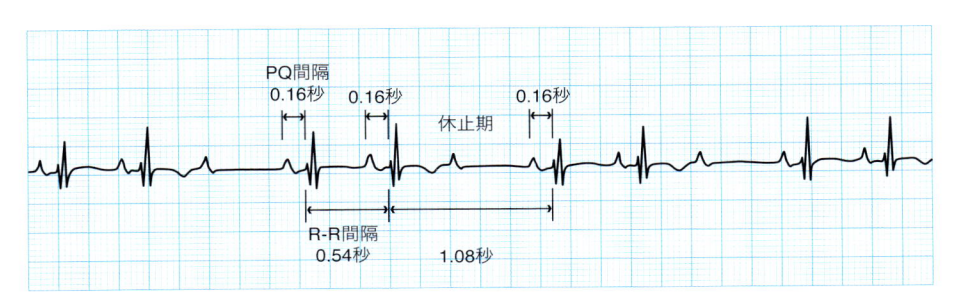

図 4-19　モービッツ2型2度房室ブロック（3：2伝導）　PQ 間隔は一定し，休止期の R-R 間隔は他の R-R 間隔の2倍となる．

◆モービッツ2型2度房室ブロックの診断のポイント
1) PQ間隔は一定で，数拍毎に突然QRS波を伴わなくなる
   （休止期直後のPQ間隔とその直前のPQ間隔は同じ）．
2) P-P間隔は一定である．
3) R-R間隔も一定で，突然QRS波が落ちるとR-R間隔の2倍の休止期となる．

③完全（3度）房室ブロック

　心房からの刺激が心室へまったく伝わらない時に完全房室ブロックという。心房と心室は別々のリズムを示し，房室結節の障害では房室接合部，ヒス束以下の障害では心室が刺激を作って心停止より身を守る。この房室接合部もしくは心室の刺激の生成を補充調律という。房室接合部性補充調律では正常QRS波を示して心拍数も40〜60/分だが，心室性補充調律では幅広いQRS波を20〜40/分で認める。症状があれば永久ペースメーカの適応となるが，無症状でも心拍数＜40/分では一般に適応となる。

　心房（P波）と心室（QRS波）はまったく別々のリズム（P-P間隔＜R-R間隔）を示した房室解離の状態となり，PQ間隔は一定せずさまざまとなる。P波は洞調律，QRS波は房室接合部性または心室性の補充調律となるため，P-P間隔，R-R間隔はともに一定だが，P-P間隔とR-R間隔はまったく異なる（図4-20）。

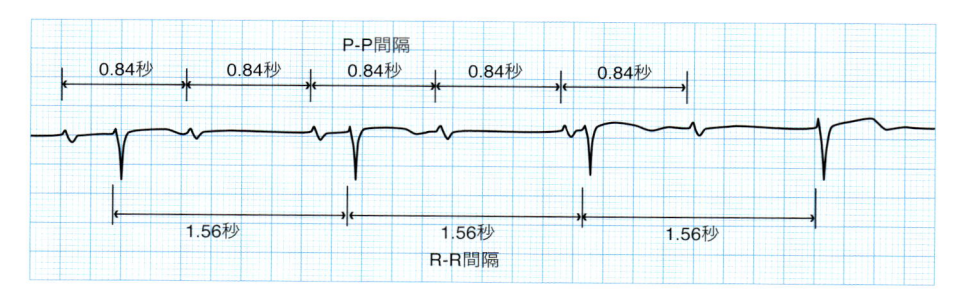

図4-20　完全房室ブロック　P-P間隔，R-R間隔はともに一定であるが，R-R間隔はP-P間隔より著明に長い．

4. 不整脈

心房細動では通常 R-R 間隔は不整だが，R-R 間隔が長くかつ一定のリズムを示す時，完全房室ブロックと診断する（R-R 間隔が一定ということは QRS 波が補充調律を意味する）。

◆完全房室ブロックの診断のポイント

1) 心房（P 波）と心室（QRS 波）は別々のリズム（房室解離）．
2) P-P 間隔，R-R 間隔はともに一定だが，P-P 間隔と R-R 間隔は異なる（P-P 間隔＜R-R 間隔）
3) 心房細動（AF）では R-R 間隔が長くかつ一定である．

④高度房室ブロック

2 拍以上続けて心室へ刺激が伝わらず，QRS 波のない非常に長い休止期が出現した時に高度房室ブロックという（図 4-21）。長い休止期には時々補充収縮が出現する。高度房室ブロックではヒス束以下が高度に障害されており，めまいや失神を来すことが多い。

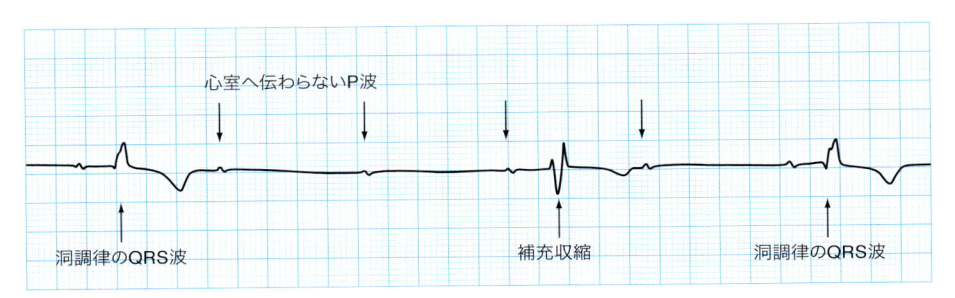

図 4-21 高度房室ブロック　4 拍続けて P 波は心室へ伝わらず，その間に補充収縮を認める．

b) 房室ブロックの治療

①永久ペースメーカ植え込み術の適応

ACC/AHA/HRS 2008 ガイドラインを右頁に示した。症状のある 2 度，3 度および高度房室ブロックは永久ペースメーカ植え込み術の適応である。無症状でも日中に 3 秒以上の心停止や補充調律の心拍数＜40/分を伴う 3 度または高度房室ブロックでは適応となる。

◆房室ブロックにおける永久ペースメーカ植え込みの適応

Class I（絶対適応）
1) 徐脈による臨床症状（心不全を含む）のある2度，3度または高度房室ブロック
2) 無症状だが日中に3秒以上の心停止や補充調律の心拍数＜40/分を伴う3度または高度房室ブロック
3) 無症状だが5秒以上のポーズを認める心房細動例
4) 無症状だが幅の広いQRS波のモービッツ2型の2度房室ブロック
5) 心臓手術後や神経筋疾患で回復の見込みがない3度または高度房室ブロック
6) 心拡大や左室機能低下を伴う3度房室ブロック
7) ブロック部位がヒス束以下の3度房室ブロック
8) 心筋虚血がないのに運動中に2度または3度房室ブロックとなるもの

Class IIa（比較的適応）
1) 無症状で補充調律の心拍数＞40/分の3度房室ブロック
2) 無症状でブロック部位がヒス束以下の2度房室ブロック
3) 無症状で幅の狭いQRS波のモービッツ2型の2度房室ブロック

②薬物治療

　洞結節不全症候群と同様に，症状がある例は永久ペースメーカ植え込み術まで薬物療法または一時的ペーシングを行う。永久ペースメーカ植え込み術までの橋渡しにイソプロテレノール（プロタノール）持続静注を用いることが多いが，ヒス束以下のブロックではあまり効果を認めない。緊急時はアトロピン静注を行うこともある。

弁膜症
Valvular Heart Disease：VHD

A 大動脈弁狭窄症（Aortic Stenosis：AS）

1. 病　態

　　大動脈弁狭窄症（AS）の原因に先天性の二尖弁（bicuspid）やリウマチ性があるが，近年の高齢化に伴って退行変性（老人性）のAS例が増加している。ASでは左室圧負荷のため求心性左室肥大を来し，左室内圧上昇から左房圧上昇さらに肺うっ血を来す。重症ASでも無症状の期間が長いが，息切れ，胸部絞扼感や失神などを自覚し心不全を併発する。無症状ASの生存率は健常人と差がないが，症状が出現したASの予後は不良で，狭心症症状が出現してからの平均余命は5年，失神では3年，心不全では2年とされる。

2. 診　断

a）身体所見
　　ASは聴診にて心雑音で指摘されることが多く，胸骨右縁第2〜3肋間を最強点とし頸部に放散する粗い収縮期駆出性雑音を特徴とする。頸動脈の触診では，頸動脈の立ち上がりの鈍化（遅脈）が特徴的である。高齢者で収縮期雑音を聴取したら必ずASを疑う。

b）12誘導心電図
　　心電図では求心性左室肥大を反映して，典型的なST-T変化（strain pattern）を伴う左室肥大所見（SV1＋RV5 or RV6＞35mmまたはR I＋S III＞25mm）を示すことが多い。左脚ブロックを示すことも多い。

c）心エコー
　　断層法では大動脈弁の肥厚・石灰化と可動性低下を認め，壁厚1.2cm以上の左室肥大を認めることも多い。大動脈弁の弁口面積の減少を認め，胸骨左縁短軸像で弁口の内周をトレースして弁口面積を計測し，1.0cm^{2}未満を重症ASとする。しかし石灰化の強い例では計測困難となる。ASの原因疾患の鑑別で，老人性ASでは弁の石灰化は弁腹部に強く，僧帽弁輪部にも石灰化を伴う。二尖弁では胸骨左縁長軸像で弁の収縮期domingや弁尖逸脱を示すこ

とが多く，40歳以下で大動脈弁に石灰化を認めたら二尖弁を疑う．リウマチ性では弁の石灰化は弁尖の先端に強く，多くは僧帽弁狭窄症を合併する．

ドプラ法では大動脈弁口血流速の増大を認め，連続波ドプラ法で心尖部から大動脈弁口の血流速を測定する（正常 0.9～1.7m/秒）．大動脈弁口血流速より左室-大動脈間の収縮期圧較差を推測できる．狭窄弁口の血流速度 V（m/秒）を測定し，ベルヌーイ簡易式より圧較差 ΔP （mmHg）$= 4 \times V^2$（m/秒）となる．大動脈弁口血流速が 4m/秒なら 4×4^2 で 64mmHg の圧較差と推測される（図 5-1）．なお，ドプラ法では大動脈弁口血流速から瞬時の最大圧較差を算出し，心臓カテーテル検査の peak to peak 圧較差とは同一でないが両者の相関はよい．さらに大動脈弁口血流速波形をトレースすると，自動的に左室-大動脈間の平均圧較差も求められ，40mmHg 以上を重症 AS とする．

AS の重症度評価は，連続波ドプラ法による左室-大動脈間圧較差と断層法による弁口面積の計測で十分なことが多いが，左室収縮能低下例では圧較差による評価では過小評価し，石灰化の強い例は断層法の弁口面積計測で過大

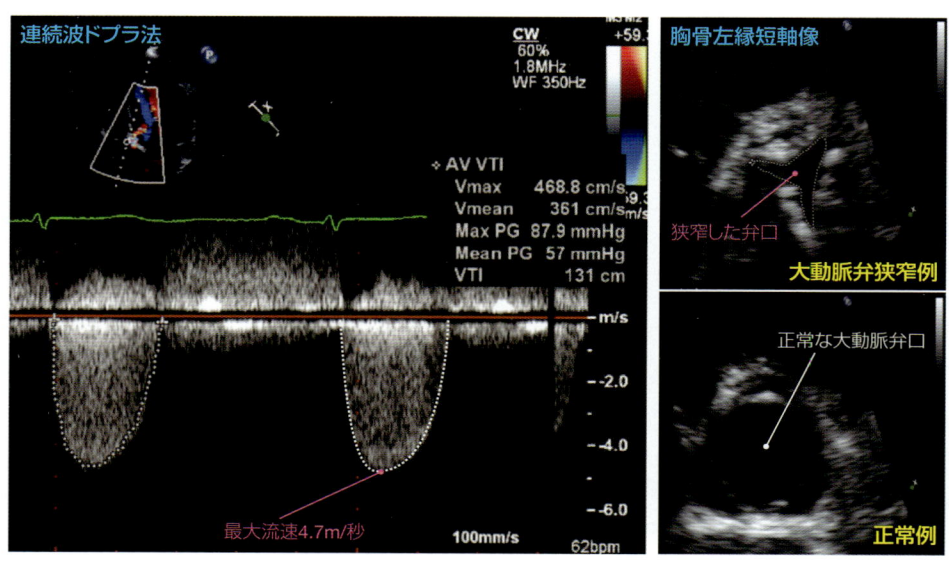

図 5-1　大動脈弁狭窄症の弁口面積と圧較差の計測
断層法（胸骨左縁短軸像）で右図のようにトレースして弁口面積を計測する．連続波ドプラ法で最大流速 4.7m/s と計測され，最大圧較差 $= 4 \times 4.7^2 = 88$ mmHg となる．流速波形をトレースすれば平均圧較差も 57mmHg と自動で計算される．

表 5-1 大動脈弁狭窄症の重症度

	軽度	中等度	高度
連続波ドプラ法による最高血流速度（m/s）	＜3.0	3.0〜4.0	≧4.0
簡易ベルヌーイ式による収縮期平均圧較差（mmHg）	＜25	25〜40	≧40
弁口面積（cm^2）	＞1.5	1.0〜1.5	≦1.0
弁口面積係数（cm^2/m^2）	—	—	＜0.6

評価しやすい。圧較差による重症度と断層法の弁口面積の重症度が一致しない場合は連続の式による弁口面積算出も行う。左室流出路（LVOT）の駆出血流量は大動脈弁口の駆出血流量に等しいことを利用したものである（大動脈弁口面積＝TVI$_{LVOT}$×断面積$_{LVOT}$／TVI$_{AV}$）。AS の重症度は表 5-1 にまとめた。

d）心臓カテーテル検査

AS の重症度は心エコーで十分評価でき，ルーチンで術前心臓カテーテル検査（左室-大動脈間圧較差を含めた血行動態評価）を行う必要はない。ただし，冠動脈疾患合併の有無を評価する目的で冠動脈造影を行うことは多い。

3. 治　療

狭心症，失神，息切れといった症状の出現した重症 AS は手術適応（大動脈弁置換術）となる。心不全を併発した AS 例では，利尿薬などの加療で心不全が改善したら可及的速やかに手術に進む。無症状 AS 例では症状の出現に注意し，軽度〜中等度 AS では 1〜2 年毎，重症 AS は 6 カ月毎に心エコーで評価する。無症状でも左室収縮能低下（駆出率＜50％）を認めたら手術が推奨される。手術死亡率は 3〜4％だが，左室収縮能低下例，バイパス術を併施する例や高齢者は手術死亡率が高く，80 歳未満で＜5％に対し 80 歳以上は 5〜15％になる。高齢化で 80 歳代の AS 例が増加し，手術の可否は年齢では単純に区切れず実際の身体状況で決定されるが，85 歳までは手術されることが多い。

手術ができない高リスクの重症 AS 例に対し，欧米では経カテーテル的大動脈弁植込み術（transcatheter aortic valve inplantation：TAVI）が適応となる。今後，日本でも手術ができない高リスクの AS 例では TAVI が行われることになるであろう。

B 大動脈弁閉鎖不全症（Aortic Regurgitation：AR）

1. 病 態

　　大動脈弁閉鎖不全症（AR）の原因として加齢に伴う石灰化性，大動脈弁逸脱，感染性心内膜炎，リウマチ性や先天性の二尖弁（bicuspid），大動脈基部拡大がある。大動脈基部拡大の原因には，加齢や高血圧による大動脈拡大，Marfan症候群，大動脈解離や梅毒性大動脈炎などがある。発症と進行状況から慢性ARと急性ARに区別され，慢性ARでは左室容量負荷のため左室拡大を来し，進行すると左室収縮能低下とともに左房圧上昇から肺うっ血を来す。比較的長期にわたって無症状で経過し，中年期以降で左室収縮能低下を伴うようになる。一方，大動脈解離や感染性心内膜炎で生じる急性ARは急激に左室内圧が上昇して著明な肺水腫となり，早期手術が必要となる。

2. 診 断

a) 身体所見

　　ARでは胸骨左縁第3肋間で高調な拡張期灌水様雑音を聴取し，重症ARではしばしばIII音を聴取する。血圧測定では拡張期血圧の低下と脈圧の増大を認める。心拍動に合わせて頭部が上下に動くde Musset徴候は有名だが稀である。

b) 12誘導心電図

　　ARは左室容量負荷に伴って遠心性肥大を来すため，壁肥厚は軽度で内腔の拡大（左室拡大）が主体となる。しかし左室心筋重量は増大し，QRS波は高電位となって左室肥大所見（SV1＋RV5 or RV6＞35mmまたはRV5 or RV6＞26mm）を満たすことが多い。左室拡大が高度になると左室拡大所見（RV6＞RV5またはQRS波総電位V6＞V5）を示す。ASと異なり，ST-T異常は軽度で，strain patternは稀である。V4～V6誘導で陰性U波を認めることが多い。

c) 心エコー

　　ARの診断にはカラードプラ法が重要で，拡張期に左室内へ大動脈弁逆流ジェット（AR jet）が描出される。ARの重症度判定は胸骨左縁長軸像で大動脈弁直下のAR jetの幅と左室流出路径の比より判定する（図5-2）。AR jet幅／左室流出路径が＜25％は軽度，25～65％は中等度，＞65％は重症とする。大動脈弁口を通るAR jetの最も細い部分をvena contractaと呼ぶが，vena con-

5. 弁膜症

tracta 幅からも重症度を判定できる（図5-2）。胸骨左縁長軸像で vena contracta を拡大して計測し，<3mmは軽度，3～6mmは中等度，>6mmは重症とする。

　カラードプラ法で AR を認めたら断層法で原因疾患を同定する。原因疾患の鑑別として加齢に伴う石灰化性では大動脈弁の弁輪部だけでなく僧帽弁輪部石灰化を伴うことが多い。二尖弁の多くは AS を来すが AR 主体のこともあり，弁の収縮期 doming や拡張期逸脱を認めることが多い。感染性心内膜炎では弁尖の左室側に疣贅を認め，リウマチ性では弁尖に肥厚・石灰化を認め，多くは僧帽弁狭窄症を合併する。大動脈基部拡大は大動脈基部径 3.5cm 以上を拡大とする。なお慢性の重症 AR では左室拡張末期径 5.5cm 以上の左室拡大を認める。

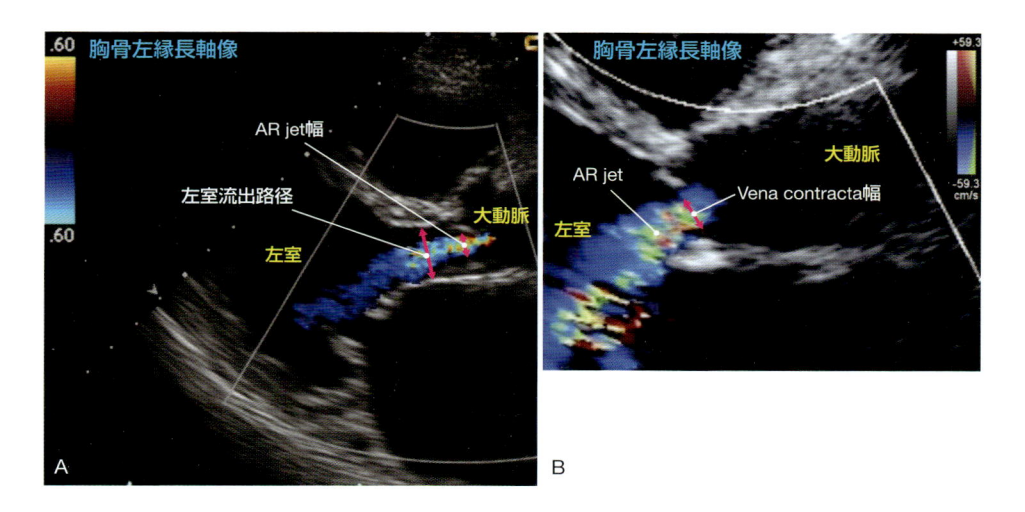

図 5-2　大動脈閉鎖不全例（カラードプラ法）
重症度判定は胸骨左縁長軸像で AR jet 幅と左室流出路径を計測する（A）。AR jet の vena contracta 幅も計測して重症度を判定する（B）。なお AR jet 幅は大動脈弁直下の左室流出路で計測するのに対し vena contracta は弁口の最も収束した細い部分を計測する。

d) 心臓カテーテル検査

　ARの重症度も心エコーで十分評価可能だが，大動脈造影ではⅠ度：左室内に逆流ジェットを認める，Ⅱ度：左室全体が造影剤で薄く染まる，Ⅲ度：左室と大動脈が同程度に染まる，Ⅳ度：左室が大動脈より濃くなる，以上4段階で評価する（Sellers分類）。Ⅲ度以上が重症ARである。冠動脈疾患合併の評価に冠動脈造影を行うことが多い。

3. 治　療

　重症ARは息切れなど症状のある例では手術適応となる。無症状でも左室拡張末期径＞75mm，左室収縮末期径＞55mmまたは左室収縮能低下（駆出率＜50％）の例では手術が推奨される。日本人は体格も小さく，左室拡張末期径＞70mmまたは左室収縮末期径＞50mmでも手術が考慮される。手術死亡率は3％程度だが，左室収縮能低下例では手術死亡率が高く，左室駆出率＜25％では手術は不可となる。

C 僧帽弁狭窄症（Mitral Stenosis：MS）

1. 病　態

　僧帽弁狭窄症（MS）の多くはリウマチ熱による僧帽弁の肥厚，石灰化や癒着のため，僧帽弁口で左房から左室への流入障害を来す。リウマチ熱はA群β型溶血連鎖球菌の感染にて心内膜炎，心筋炎を起こす。通常，小児期に罹患し再燃とともに増悪するが，抗菌薬の使用でリウマチ熱は激減し，後遺症のMSも減少した。MSでは左房圧上昇から肺静脈圧上昇，肺うっ血を来す。左房拡大とともに心房細動や左房内血栓も併発する。初発症状は労作時呼吸困難が多いが，左房内血栓による塞栓症で発症することもある。

2. 診　断

a) 身体所見

　MSでは心尖部にて，特徴的な低音の拡張期雑音がベル型で聴かれる。僧帽弁開放音直後より始まるrumbling murmurとⅠ音に達する漸増性のpresystolic murmurから成る。他にⅠ音亢進と僧帽弁開放音を聴取するが，高度石灰化例では弁の可動性が消失してⅠ音は減弱し僧帽弁開放音も消失する。

b）12 誘導心電図

　MS では左房から左室への流入障害のため左房拡大と左房圧上昇を来し，左房負荷所見を示す。肢誘導 II で P 波幅≧0.12 秒（3mm）もしくは胸部誘導 V1 で P 波陰性部分の面積≧1mm^2 または幅≧0.06 秒（1.5mm）の時に左房負荷とする。肢誘導 II の幅広い結節性 P 波は僧帽性 P 波（P-mitrale）と呼ばれ，MS に特徴的とされたが，高血圧症や他の弁膜症でも認める。MS は左房負荷所見を示すが，高血圧症や AS と異なり左室肥大所見を認めない。経過とともに左房は拡大し，成人では心房細動（AF）を併発することが多く，MS の細動波（f 波）は粗いのが特徴である。

c）心エコー

　断層法で弁尖の肥厚と石灰化を認め，リウマチ性変化は弁尖から乳頭筋へ変化が進む。MS では後尖の可動性低下と前尖の拡張期 doming（前尖と後尖の先端が癒着して拡張期に前尖が「く」字状になる）が特徴的である。弁口面積減少を来し，胸骨左縁短軸像で弁口の内周をトレースして弁口面積を計測する。弁口面積 1.5～2.0cm^2 を軽度，1.0～1.5cm^2 を中等度，＜1.0cm^2 を重症とする。左房内血栓を認めうるが検出率は 40％ と低く，血栓ができやすい左心耳は特に描出困難である。しかし経食道心エコーでは左心耳内血栓も 100％描出できる。

　ドプラ法では僧帽弁口血流速の増大を認める。E 波，A 波ともに増大するが，多くの例では心房細動を併発し A 波はない。僧帽弁口の血流速波形をトレースすると自動的に平均圧較差も算出され，平均圧較差＞10mmHg は重症，5～10mmHg は中等度，＜5mmHg は軽度 MS とする。さらに左房－左室間圧較差が 1/2 になるまでの時間を pressure half time（PHT）といい，弁口面積との間で相関関係が認められる。僧帽弁口面積（cm^2）＝220／PHT で弁口面積が算出される。重症ほど E 波のピークは高く，それに続く減速は緩徐となり，E 波のピークとそれに続く E 波の減速の傾きを指定すれば PHT と弁口面積が自動で計算される。

3．治　療

　息切れなど症状のある中等度以上の MS では，弁形態が適していれば経皮経管的僧帽弁交連裂開術（percutaneous transluminal mitral commissurotomy：PTMC）の適応となる。心エコーで弁尖の可動性，肥厚，石灰化と弁下部病

5. 弁膜症

表 5-2　Wilkins エコースコア

重症度	弁の可動性	弁下組織変化	弁の肥厚	石灰化
1	わずかな制限	わずかな肥厚	ほぼ正常（4～5mm）	わずかに輝度亢進
2	弁尖の可動性不良，弁中部，基部は正常	腱索の近位 2/3 まで肥厚	弁中央は正常，弁辺縁は肥厚（5～8mm）	弁辺縁の輝度亢進
3	弁基部のみ可動性あり	腱索の遠位 1/3 以上まで肥厚	弁膜全体に肥厚（5～8mm）	弁中央部まで輝度亢進
4	ほとんど可動性なし	全腱索に肥厚，短縮．乳頭筋まで及ぶ	弁全体に強い肥厚，短縮．乳頭筋まで及ぶ	弁膜の大部分で輝度亢進

上記 4 項目について 1～4 点に分類し合計点を算出する．
合計 8 点以下であれば PTMC のよい適応である．

変を各々 1～4 点の 4 段階で評価し，合計点が 8 点以下なら PTMC は可能である（表 5-2）．しかし，9 点以上または左房内血栓や中等度以上の僧帽弁閉鎖不全のある例では PTMC は不適で，外科的治療（弁置換術または交連切開術）の適応となる．PTMC の可否を判断する上で左房内血栓の有無や弁尖と弁下部病変の程度を詳細に把握するため PTMC 前には経食道心エコーを行う．

D 僧帽弁閉鎖不全症（Mitral Regurgitation：MR）

1．病　態

僧帽弁閉鎖不全症（MR）の原因にはリウマチ性と非リウマチ性があるが，MS と異なり非リウマチ性が多い．非リウマチ性では僧帽弁逸脱（mitral valve prolapse：MVP），腱索断裂，乳頭筋線維化（多くは心筋梗塞例）による乳頭筋機能不全，感染性心内膜炎や僧帽弁輪部石灰化などがある．著明な左室拡大（拡張型心筋症や広範な心筋梗塞）で乳頭筋が外側に偏位するとともに，腱索が弁尖を心尖部方向へ牽引して弁尖が接合できなくなる tethering も主要な原因のひとつである．MR では収縮期に左室から左房へ逆流を来し，左室容量負荷に伴って左室拡大と左房拡大を来す．左房拡大から心房細動，肺静脈圧上昇と肺うっ血を来すが，MS より軽度である．

2. 診 断

a）身体所見

MR では心尖部で収縮期逆流性雑音を聴取し，腋下や左背部に放散する。汎収縮性雑音だが乳頭筋機能不全や僧帽弁逸脱では II 音に向かって漸増性雑音となり，僧帽弁逸脱では収縮中期クリックも聴取しうる。

b）12 誘導心電図

MR は AR と同様に左室容量負荷に伴う左室拡大が主体の遠心性肥大を来し，左室肥大所見（SV1 + RV5 or RV6＞35mm または RV5 or RV6＞26mm）を満たすことが多い。左室拡大が高度になると左室拡大所見（RV6＞RV5 または QRS 波総電位 V6＞V5）を示す。ST-T 異常は軽度で strain pattern は稀である。AR より左房負荷所見や心房細動を示すことが多い。

c）心エコー

MR では，カラードプラ法で収縮期に左房内へ僧帽弁逆流ジェット（MR jet）が描出される。MR の重症度は，心尖部四腔像，三腔像と胸骨左縁長軸像で MR jet の範囲（MR jet area）をトレースして計測し，最大値（maximum MR jet area）より判定する（図 5-3）。MR jet area が＜4cm² は軽度，4～8cm² は中等度，＞8cm² は重症とする。maximum MR jet area を計測した断面像で左房をトレースし，MR jet area と左房面積（LA area）の比からも重症度を判

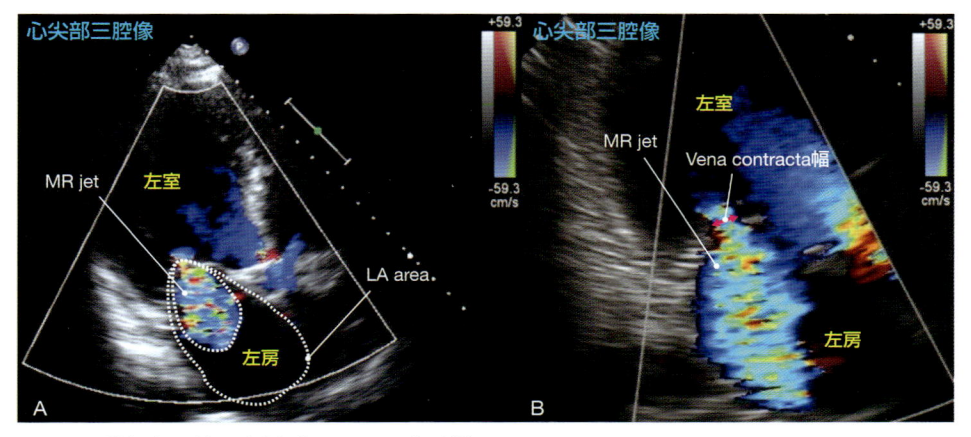

図 5-3　僧帽弁閉鎖不全例（カラードプラ法）
MR の重症度判定は MR jet と左房（LA area）をトレースして面積を計測する（A）．MR jet の vena contracta 幅も計測して重症度を判定する（B）．

定する（図5-3）。MR jet area／LA area が＜20％は軽度，20〜40％は中等度，＞40％は重症とする。AR 同様，僧帽弁口を通る MR jet の最も細い部分を vena contracta と呼び，vena contracta 幅からも重症度を判定できる（図5-3参照）。胸骨左縁長軸像または心尖部三腔像・四腔像で vena contracta を拡大して計測し，＜3mmは軽度，3〜7mmは中等度，＞7mmは重症とする。僧帽弁逸脱のような偏心性 jet の重症度判定に特に有効である。MR の重症度判定は MR jet area，MR jet area／LA area 比と vena contracta 幅の3つから総合的に行う。重症 MR は手術適応が考慮されるため，中等度か重症か迷う例では必ず3つの方法で評価する。

断層法では左房拡大（左房径4.2cm以上）と，中等度以上の MR では左室拡大も認めうる。リウマチ熱では MS を合併することが多く，弁尖の先端中心の肥厚と前尖の拡張期 doming が特徴的である。僧帽弁逸脱では胸骨左縁長軸像で僧帽弁が弁輪線を越えて左房内に膨隆し，腱索断裂を伴うことも多い。心筋梗塞例では乳頭筋線維化，感染性心内膜炎では弁尖の左房側に付着する疣贅に注目する。加齢に伴う僧帽弁輪部石灰化では，後方弁輪部を中心に前方弁輪部や大動脈弁にも石灰化を有する。著明な左室拡大を認めたらMR の原因に tethering を考える。

d）心臓カテーテル検査

MR の重症度も心エコーで十分評価可能だが，左室造影では MR の重症度をⅠ度：左房内に逆流ジェットを認めるが1拍毎に消退，Ⅱ度：数拍で左房全体が造影剤で染まる，Ⅲ度：左房と左室が同程度に染まる，Ⅳ度：1拍で左房全体が染まり，左房が左室より濃くなる，の4段階で評価し（Sellers 分類），Ⅲ度以上が重症 MR である。冠動脈疾患合併の評価に冠動脈造影を行うことが多い。

3．治　療

MR の手術法には，僧帽弁形成術と僧帽弁置換術（MVR）があり，手術死亡率は弁置換術5〜6％に対し，弁形成術では1〜2％である。可能な例では弁形成術が第一選択となり，リウマチ性 MR など弁形成術が困難な例で弁置換術（MVR）が行われる。重症 MR は息切れなど症状のある例は手術適応となる。しかし，無症状でも左室収縮能低下（駆出率＜60％），もしくは左室収縮末期径＞40mmを伴う例では手術が推奨される。心房細動や肺高血圧症（＞50mmHg）を伴う例も手術が推奨されている（図5-4）。

5. 弁膜症

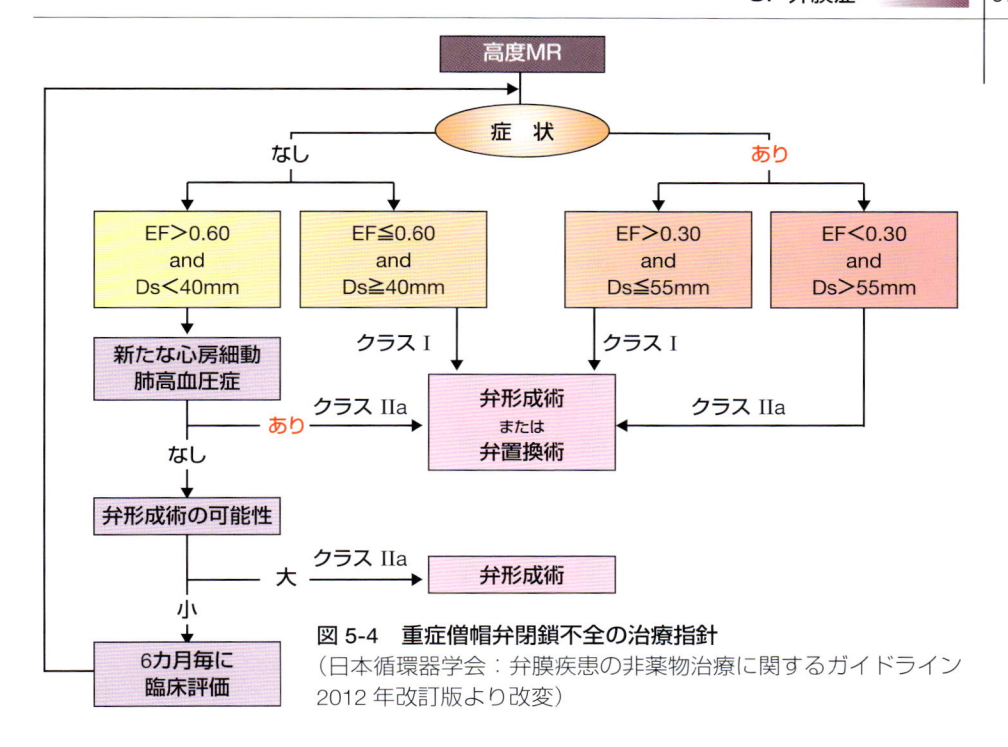

図 5-4　重症僧帽弁閉鎖不全の治療指針
（日本循環器学会：弁膜疾患の非薬物治療に関するガイドライン 2012 年改訂版より改変）

E　感染性心内膜炎（Infective Endocarditis：IE）

1. 病　態

　　感染性心内膜炎（IE）は血中に侵入した細菌などが弁膜や心内膜に疣腫（vegetation）と呼ばれる感染巣を形成し，弁破壊による心不全や疣腫による塞栓症をひき起こす疾患で，適切に治療されないと合併症から死に至りうる。85％の例は弁膜症（僧帽弁閉鎖不全,大動脈弁閉鎖不全），先天性心疾患（心室中隔欠損症,動脈管開存症），心筋症などの基礎心疾患があり，尿路感染症，肺炎や蜂窩織炎などの感染症や歯科処置などの菌血症を来す誘因が加わった場合に起こり，80％以上の例は菌血症が起こって 2 週間以内に発症する。

2. 病歴と身体所見

　　発熱が最も多い症状（80％）だが，高齢者や抗菌薬服用例では微熱や全身倦怠感など非特異的症状のことが多い。弁膜症例や人工弁置換術後で発熱を認める場合は必ず IE を疑う。

身体所見では，ほとんどの例で心雑音を聴取し，新たに出現した心雑音は要注意である。微小血管塞栓による眼瞼結膜や四肢の点状出血，指頭に見られる赤紫色の有痛性皮下結節のOsler結節，手掌や足底の無痛性小赤色斑のJaneway発疹が特徴的所見として知られ，眼底には中心部が白色の出血性梗塞であるRoth斑を認めるが，いずれも頻度は高くない。

3. 診 断

感染性心内膜炎の診断にはDuke臨床的診断基準（表5-3）が用いられる。大基準にある血液培養陽性と心エコー所見が最も重要である

表5-3 感染性心内膜炎のDuke臨床的診断基準（改訂版）

【IE確診例】

I. 臨床的基準

大基準2つ，または大基準1つと小基準3つ，または小基準5つ

（大基準）

1. IEに対する血液培養陽性
   A. 2回の血液培養で以下のいずれかが認められた場合
   i *Streptococcus viridans*, *Streptococcus bovis*, HACECグループ
   ii *Staphylococcus aureus*または*Enterococcus*が検出され，他に感染巣がない場合
   B. つぎのように定義される持続性のIEに合致する血液培養陽性
   i 12時間以上間隔をあけて採取した血液検体の培養が2回以上陽性
   ii 3回の血液培養すべてあるいは4回以上の血液培養の大半が陽性（最初と最後の採血間隔が1時間以上）
2. 心内膜が侵されている所見でAまたはBの場合
   A. IEの心エコー図所見で以下のいずれかの場合
   i 弁あるいはその支持組織の上，または逆流ジェット通路，または人工物の上にみられる解剖学的に説明のできない振動性の心臓内腫瘤
   ii 膿瘍
   iii 人工弁の新たな部分的裂開
   B. 新規の弁閉鎖不全（既存の雑音の悪化または変化のみでは十分でない）

（小基準）

1. 素因：素因となる心疾患または静注薬物常用
2. 発熱：38.0℃以上
3. 血管現象：主要血管塞栓，敗血症性梗塞，感染性動脈瘤，頭蓋内出血，眼球結膜出血，Janeway発疹
4. 免疫学的現象：糸球体腎炎，Osler結節，Roth斑，リウマチ因子
5. 微生物学的所見：血液培養陽性であるが上記の大基準を満たさない場合，またはIEとして矛盾のない活動性炎症の血清学的証拠
6. 心エコー図所見：IEに一致するが，上記の大基準を満たさない場合

II. 病理学的基準

菌：培養または組織検査により疣腫，塞栓化した疣腫，心内膿瘍において証明，あるいは

病変部位における検索：組織学的に活動性を呈する疣贅や心筋膿瘍を認める．

【IE可能性】

"確診"の基準には足りないが，"否定的"に当てはまらない所見

【否定的】

心内膜炎症状に対する別の確実な診断，または

心内膜炎症状が4日以内の抗菌薬により消退，または

4日以内の抗菌薬投与後の手術時または剖検時にIEの病理学所見なし

a) 血液培養

　IE を疑ったら 24 時間以上にわたって 8 時間毎に連続 3 回の血液培養（静脈血で可）を行う。抗菌薬が未投与ならば血液培養の陽性率は 95％である。しかしすでに抗菌薬を投与されている場合には血液培養陽性率は 35～40％に低下する。抗菌薬服用例に IE が疑われた場合，状態が落ち着いていれば抗菌薬を 48 時間以上中止して血液培養を採取する。

b) 心エコー

　IE が疑われる場合は血液培養が陰性でも心エコーを施行する。経胸壁心エコーで疣腫（vegetation）は 30～80％の例で描出可能とされるが，5mm 以下のものや発症後 1 週間以内の急性期は検出しにくい。疣腫は基礎疾患のある弁に付着するが僧帽弁が最も多い（僧帽弁 85％，大動脈弁 55％，三尖弁 20％，肺動脈弁 1％）。疣腫の付着部位は僧帽弁閉鎖不全では僧帽弁の左房側，大動脈弁閉鎖不全では大動脈弁の左室側の弁腹である。20％の例では 2 つ以上の弁に疣腫を持つため，4 弁ともチェックする。さらにカラードプラ法で弁逆流の有無を必ずチェックする。僧帽弁閉鎖不全などの弁膜症ではさらに逆流は増悪する。

　経食道心エコー（TEE）では疣腫を 80～100％の例で検出でき，弁周囲膿瘍など合併症の有無も鮮明に描出される。弁周囲膿瘍は弁輪部に中心部の抜けた echo‐free space として認める。75％は大動脈弁輪部に認めて心内腔と交通している。経胸壁心エコーでは 20～30％しか描出できないが，TEE では 90％の例で診断できる。IE 例および IE が強く疑われる例では経胸壁心エコーだけでなく TEE も施行する。さらに IE 例では 1～2 週後に再度 TEE を施行して経過観察するのがよい。

4. 治　療

a) 抗菌薬投与

　IE の治療は抗菌薬の静脈内投与だが，疣腫は血流に乏しく，疣腫内の菌を死滅させるには十分な抗菌薬の血中濃度が必要で投与期間も長期となる。IE 治療で重要な点は単に完治でなく，早期に感染進行による弁破壊を防いで心不全や塞栓症といった合併症を抑えることである。

　以下の抗菌薬の選択と投与量は AHA と日本循環器学会のガイドラインを参考にしている。

治療効果判定は開始後48～72時間，さらに1週間を目安に行う．基本は血液培養の陰性化だが，解熱や炎症所見の改善，心エコー所見を踏まえて判定する．

①ペニシリンG感受性連鎖球菌

（*Streptococcus viridans*，*Streptococcus bovis*，その他の連鎖球菌）

病状の進行は数週間から数カ月の亜急性の経過をとり，症状も微熱や倦怠感，寝汗のことが多い．

■抗菌薬の選択と投与量

ペニシリンG 1200～1800万単位/日　24時間持続静注　4週間
　もしくは
ペニシリンG 1200～1800万単位/日　24時間持続静注　2週間
＋ゲンタマイシン（ゲンタシン）120～180mg/日
　2回に分けて点滴静注　2週間
注意：疣腫サイズが5mm以下で，塞栓症，心不全やARを認めない例では，この2週間の併用療法で治療可能である．

ペニシリンアレルギーの場合
セフトリアキソン（ロセフィン）2g/日　1日1回点滴静注　4週間

②ペニシリンG低感受性連鎖球菌（*Streptococcus*）

■抗菌薬の選択と投与量

ペニシリンG 1800～2400万単位/日　24時間持続静注　4週間
＋ゲンタマイシン（ゲンタシン）120～180mg/日
　2回に分けて点滴静注　2週間

ペニシリンアレルギーの場合
バンコマイシン（バンコマイシン）1000～2000mg/日（20mg/kg/日）
　2回に分けて点滴静注　4週間
注意：バンコマイシン血中濃度：トラフ＝10～15μg/mLを目安

③腸球菌（*Enterococcus*）

消化器系検査や婦人科・泌尿器科的処置の後に多く，60歳以上の比較的高齢者に多い。腸球菌のペニシリンGおよびセフェム系薬に対する感受性はよくない。

■抗菌薬の選択と投与量

アンピシリン（ビクシリン）8〜12g/日　24時間持続静注　6週間
＋ゲンタマイシン（ゲンタシン）120〜180mg/日
　2回に分けて点滴静注　4〜6週間

ペニシリンアレルギーの場合
バンコマイシン（バンコマイシン）1000〜2000mg/日（20mg/kg/日）
　2回に分けて点滴静注　4〜6週間
＋ゲンタマイシン（ゲンタシン）120〜180mg/日
　2回に分けて点滴静注　4〜6週間

④メチシリン感受性ブドウ球菌（Methicillin-sensitive staphylococcus）

■抗菌薬の選択と投与量

セファゾリン（セファメジン）6g/日
　3回に分けて点滴静注　4〜6週間
＋ゲンタマイシン（ゲンタシン）120〜180mg/日
　2回に分けて点滴静注　1週間

⑤メチシリン耐性ブドウ球菌（Methicillin-resistant staphylococcus）

■抗菌薬の選択と投与量

バンコマイシン（バンコマイシン）1000〜2000mg/日（20mg/kg/日）
　2回に分けて点滴静注　4〜6週間
注意：バンコマイシン血中濃度：トラフ＝10〜15μg/mLを目安

⑥グラム陰性菌（HACEK 群を含む）

IE の数%から 10%程度の頻度だが，外科的治療を必要とすることが多い。

■**抗菌薬の選択と投与量**
セフトリアキソン（ロセフィン）2g/日　1 日 1 回点滴静注　4～6 週間

⑦血液培養陰性

IE の数%～30%は血液培養が陰性で，血液培養前に抗菌薬が投与されていた例が多い。抗菌薬は経験的に原因菌として頻度の高い菌種（連鎖球菌，腸球菌，ブドウ球菌）をカバーするように選択し，単剤でなく 2 剤以上の併用とする。

■**抗菌薬の選択と投与量**
スルバクタム/アンピシリン（ユナシン）9～12g/日
　3～4 回に分けて点滴静注　4～6 週間
＋ゲンタマイシン（ゲンタシン）120～180mg/日
　2 回に分けて点滴静注　4～6 週間
　もしくは
セフトリアキソン（ロセフィン）2g/日　1 日 1 回点滴静注　4～6 週間
＋ゲンタマイシン（ゲンタシン）120～180mg/日
　2 回に分けて点滴静注　4～6 週間

b）合併症

① **心不全**：IE では弁破壊から弁閉鎖不全が増悪して心不全を来しうる。ブドウ球菌，腸球菌やグラム陰性菌の IE に多く，大動脈弁感染による IE で合併率が高い（30%）。弁破壊の進行が停止するまで週に 2 回程度は心エコーでチェックする。心不全を合併したら外科手術の適応となり，感染の活動性が高くても手術を遅らせるべきでない。

② **弁周囲膿瘍**：弁周囲膿瘍は心エコーで弁輪部に中心部のぬけた echo-free space として認め，75%は大動脈弁輪部に認める。自己弁の IE では 10%程度だが，人工弁の IE では 45～60%の例に合併する。抗菌薬投与に関わらず菌血症が持続する場合は弁周囲への感染を疑い，TEE でチェックすべきである。房室ブロックや左脚ブロックの出現も弁周囲感染を示唆する。弁周囲に感染が進展した場合は手術適応となる。

③ **塞栓症**：30〜40％の例では塞栓症を併発し，発症後2週間以内が多い。塞栓症の中では脳塞栓が最も多く，中大脳動脈領域に15〜20％の頻度で起こり，大動脈弁位より僧帽弁位が多い。脾塞栓では左季肋部痛を自覚し，腎塞栓では側腹部痛や血尿を認める。可動性の10mm以上の疣腫は塞栓症を併発しやすく，増大傾向の場合は手術が推奨される。なおヘパリンなどの抗凝固療法はIEの塞栓症を予防せず，むしろ脳内出血を起こしやすくするため禁忌である。抗菌薬治療に関わらず塞栓症を繰り返す場合も手術適応とされる。

④ **感染性動脈瘤（mycotic aneurysm）**：頭蓋内の感染性動脈瘤はIEの数％に生じ，中大脳動脈領域に多く，破裂すると頭蓋内出血を来す。

c）手術適応

表5-4に日本循環器学会ガイドライン（2008年改訂版）における手術適応を示す。IEの多くの例は3〜7日で解熱するが，一定期間適切な抗菌薬の投与にもかかわらず発熱と炎症所見が持続する時に抵抗性感染と考える。注意すべきは弁輪部への感染の進展で，特に人工弁置換術後のIEやブドウ球菌，グラム陰性菌によるIEでは要注意である。しかし炎症所見が一度改善した後に再び発熱した場合は，薬剤熱の可能性が高い（投与後3〜4週頃に多い）。

表5-4 感染性心内膜炎の手術適応

■**自己弁および人工弁心内膜炎に共通する病態**

Class I
1. 弁機能障害による心不全の発現
2. 肺高血圧（左室拡張末期圧や左房圧の上昇）を伴う急性弁逆流
3. 真菌や高度耐性菌による感染
4. 弁輪膿瘍や仮性大動脈瘤形成および房室伝導障害の出現
5. 適切かつ十分な抗生剤投与後も7〜10日以上持続ないし再発する感染症状

Class II a
1. 可動性のある10mm以上の疣腫の増大傾向
2. 塞栓症発症後も可動性のある10mm以上の疣腫が観察される場合

Class II b
1. 弁形成の可能性がある早期僧帽弁感染

Class III
上記のいずれにも当てはまらない疣腫

■**人工弁心内膜炎における病態**

Class I
1. 急速に進行する人工弁周囲逆流の出現

Class II a
1. 弁置換後2カ月以内の早期人工弁感染 抗菌薬抵抗性のブドウ球菌，グラム陰性菌による感染
2. 適切かつ充分な抗菌薬投与後も持続する菌血症で他に感染源がない場合

（日本循環器学会：感染性心内膜炎の予防と治療に関するガイドライン　2008年改訂版より改変）

心筋症
Cardiomyopathies

A 肥大型心筋症（Hypertrophic Cardiomyopathy：HCM）

1. 病　態

　　心筋症は心機能障害を伴う心筋疾患と定義され，肥大型心筋症（HCM）は明らかな原因なく心室心筋の肥大を来す疾患である。通常は左室内腔の拡大なく左室収縮能は正常で，基本病態は心肥大に基づく左室拡張能低下である。HCM の半数に常染色体優性遺伝の家族内発症を認め，心筋 β ミオシン重鎖（家族性 HCM 例の 35〜50％），心筋トロポニン T（15〜20％），心筋ミオシン結合蛋白 C（15〜25％）など 10 種類の心筋サルコメア関連遺伝子に 900 以上の遺伝子変異が報告されている。

　　左室流出路に狭窄があるものを閉塞性肥大型心筋症（HOCM）と呼ぶが，HCM の 75％は非閉塞性である。また肥大部位のパターンによる分類では，非対称性心室中隔肥大型が HCM の中で最も多い（図 6-1）。

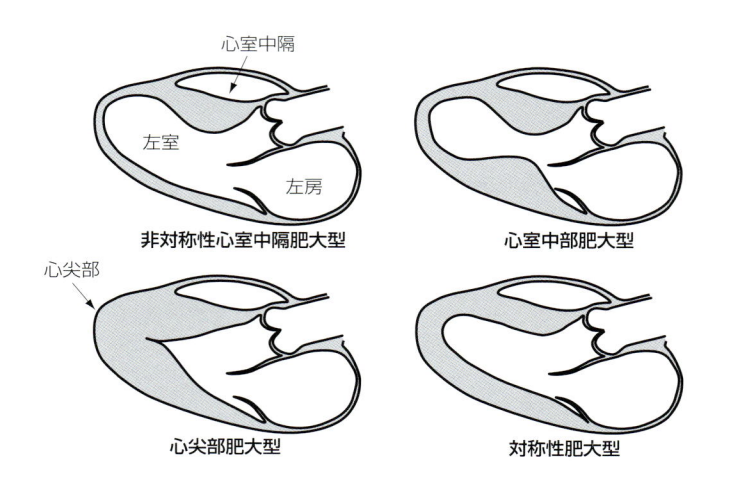

図 6-1　HCM の肥厚パターンによる分類

2. 病歴と身体所見

　胸痛や労作時息切れを訴えることも多いが，HCM 例の多くは無症状で，突然死で初めて診断されることも多い。立ちくらみや失神を訴え，突然死の前駆症状として重要視されている。突然死は比較的若年者に多く（特に25歳以下），年間死亡率は2〜4％とされる。HCM の 5〜10％の例は経過中に肥大した心室壁が菲薄化し，左室拡大と収縮能低下を来して拡張型心筋症類似の病態を呈す。拡張相 HCM と呼び，予後不良で心不全死に至る。

　聴診では左室コンプライアンス低下に伴う強い心房収縮のため IV 音を聴取し，左室流出路狭窄例では胸骨左縁第 IV 肋間に漸増漸減性の収縮期駆出性雑音を聴取する。僧帽弁閉鎖不全を伴う場合は心尖部で収縮期逆流性雑音を聴取する。

3. 診　断

a) 12 誘導心電図

　著明な左室肥大のため典型的な ST-T 変化（strain pattern）を伴う左室肥大所見（SV1＋RV5 or RV6＞35mm もしくは RI＋S III＞25mm）を呈することが多い。高血圧症や大動脈弁狭窄症でも strain pattern を伴う左室肥大所見を呈するが，40歳以下や血圧正常例は HCM を疑う。20〜30％の例では MI 類似の異常 Q 波を呈し，特に非対称性心室中隔肥大（ASH）では胸部誘導 V5，V6 に異常 Q 波を呈することが多い。心尖部肥大型では V2〜V4 誘導で巨大陰性 T 波を呈することが多い。

b) 心エコー

　断層法では左室肥大の部位が評価でき，カラードプラ法では左室内の狭窄部位にモザイクを伴う速い異常血流を認める。

　非対称性心室中隔肥大（ASH）型では，中隔厚≧13mm かつ中隔厚／後壁厚の比≧1.3 の ASH を認め（図 6-2），肥厚した中隔は斑点状（speckling）にエコー輝度が増強する。収縮期に僧帽弁が中隔側に移動する僧帽弁収縮期前方運動（systolic anterior movement：SAM）のため，心室中隔と僧帽弁の間で左室流出路狭窄を起こす。カラードプラ法では左室流出路にモザイクを伴う速い異常血流を認め，連続波ドプラ法で収縮後期にピークの速い血流を測定できる。その流速より左室流出路の圧較差 $\Delta P(mmHg) = 4 \times V^2$（m/秒）が算出できる。SAM と左房拡大のため多くの例で僧帽弁閉鎖不全（MR）も合併する。

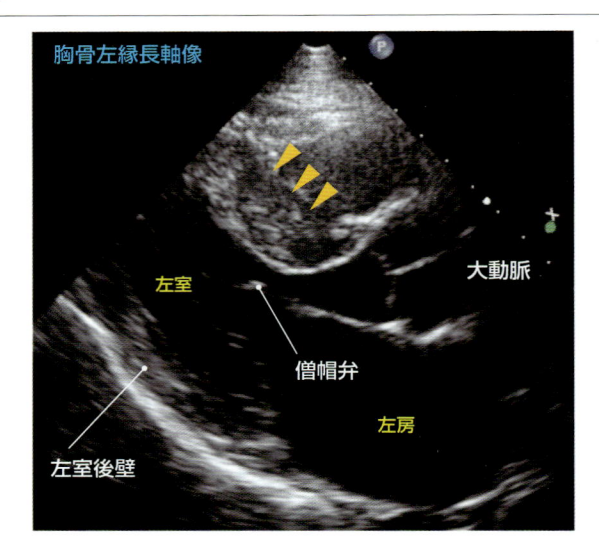

図 6-2 肥大型心筋症例（断層法）
20mm を超す著明に肥厚した心室中隔（ASH）を認める（▼）．

　心室中部肥大型では左室中央部の著明な肥大のため左室内腔はヒョウタン型を呈する．左室中央部で狭窄を来すと，カラードプラ法でその部位にモザイクを伴う異常血流を認める．日本人に多い心尖部肥大型は心尖部に近いほど左室壁厚が増加し，左室内腔はスペード型を呈する．胸骨左縁長軸像では異常を認めないことが多く，心尖部断面像で注意深くチェックする必要がある．対称性肥大型は血圧正常例や 40 歳以下で左室肥大を認めた時に本症を疑う．

4. 治　療

a) 突然死の危険因子

　突然死の危険因子として，①心停止（心室細動）の既往，②自然発症の持続性心室頻拍，③突然死の家族歴，④失神の既往，⑤著明な左室肥大（＞30mm），⑥運動に伴う血圧低下，⑦ホルター心電図の非持続性心室頻拍が知られ，初診時は危険因子の有無をチェックする．HCM は心室性不整脈だけでなく，心房細動を含めて心房性不整脈を合併することも多く，ホルター心電図もチェックする．一般的注意として，ゴルフやテニスなど軽度～中等度の運動を除き，競技スポーツは禁止する．

b) 薬物療法

①β遮断薬

β遮断薬は心筋収縮力低下（陰性変力作用）と心拍数減少（陰性変時作用）作用から左室内圧較差軽減と左室拡張能改善効果があり，左室内圧較差のあるHOCM例では第一選択薬となるが，突然死を予防することは示されていない。β遮断薬ではビソプロロール（メインテート），アテノロール（テノーミン）とメトプロロール（セロケン）が用いられる。

②Ca拮抗薬

Ca拮抗薬のうち心筋収縮力低下と心拍数減少作用のあるベラパミル（ワソラン）とジルチアゼム（ヘルベッサーR）が用いられる。β遮断薬と同じく，突然死を予防することは示されていない。

③抗不整脈薬

陰性変力作用の強いIa群抗不整脈薬（Naチャネル遮断薬）のジソピラミド（リスモダンR）とシベンゾリン（シベノール）も左室内圧較差軽減の目的で投与される。しかしQT延長に伴う催不整脈作用に注意を要する。

④アンジオテンシン変換酵素（ACE）阻害薬

ACE阻害薬/ARBなどの血管拡張薬は左室流出路狭窄を増悪させ，HOCM例には禁忌である。しかし拡張相HCM例では心不全の治療に使用される。

c) 合併する不整脈の管理

① **心房細動（AF）**：HCM例の20%に合併し，頻脈性AFは血行動態を悪化させ，息切れや胸痛，失神などを起こす。心拍数のコントロールにはβ遮断薬またはCa拮抗薬を用い，ジギタリスは左室流出路狭窄を増悪させるためHOCM例には禁忌である。HCM例は塞栓症の危険が高く，抗凝固療法が推奨される。AFの予防にアミオダロン（アミオダロン，アンカロン）が最も有効だが，Ia群抗不整脈薬のジソピラミド（リスモダンR）やシベンゾリン（シベノール）も左室内圧較差軽減作用と合わせて用いられる。

② **心室性不整脈**：心停止（心室細動）の既往と持続性心室頻拍の発症例では植え込み型除細動器（ICD）の適応となる。ホルター心電図で非持続性心室頻拍を認める例では，特に突然死の家族歴や失神の既往例，頻回または連発する非持続性心室頻拍例では一次予防にICD植え込みを考慮する。薬物療法ではアミオダロンに不整脈抑制効果が示されたが，突

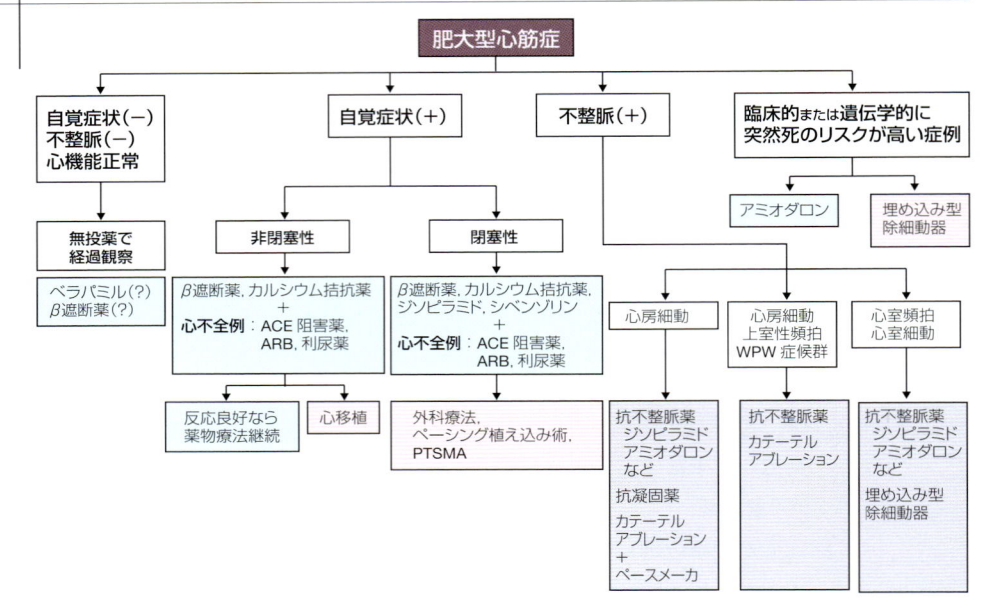

図6-3 肥大型心筋症の治療フローチャート
(日本循環器学会 肥大型心筋症の診療に関するガイドライン2012年改訂版より改変)

然死予防の限界が指摘された。無症状のハイリスク例は積極的に治療すべきだが，ICDを植え込むかアミオダロン内服とするかの判断は難しい。図6-3の日本循環器学会の治療フローチャートを参考されたい。

d) 非薬物治療

① **外科治療**：非薬物療法で最も確立しているのは外科治療で，心筋切開術・心筋切除術により90％以上の例で左室流出路狭窄が解除され，再発はほとんどない。しかし，手術死亡率は3～4％である。NYHA III度以上の薬剤抵抗性で安静時50mmHg以上の左室流出路圧較差を認めるHOCM例が手術適応となる。

② **ペースメーカー植え込み術**：心房同期心室ペーシングはHOCM例に左室流出路圧較差の軽減効果が期待されたが，有効性に60～90％と差がある。主に右室心尖部ペーシングで左室側の収縮が遅延するための心室中隔の奇異性運動によるが，正確な機序は不明である。現時点では，薬剤抵抗性の症候性HOCM例でICD適応もしくは不整脈に対するペースメーカー適応例で考慮する。

③ **経皮的中隔心筋焼灼術（PTSMA）**：PTSMA は肥厚した心室中隔を灌流する冠動脈内に高濃度エタノールを注入し，局所壊死させて左室流出路狭窄を解除させる。合併症に房室ブロックや心筋梗塞，心室性不整脈がある。PTSMA の長期予後は不明だが，外科治療に匹敵する効果が期待され，薬物抵抗性で 30mmHg 以上の左室流出路圧較差のある 65 歳以上の HOCM 例で，外科治療に代えて考慮する。

B 拡張型心筋症（Dilated Cardiomyopathy：DCM）

1. 病 態

拡張型心筋症（DCM）は左室収縮能障害と左室拡大を特徴とし，多くは進行性で，慢性心不全の急性増悪を繰り返す予後不良の疾患である。DCM の病因は不明だが，遺伝的素因にウイルス感染と自己免疫異常が関与しているとされる。DCM の診断では臨床的に類似した特定心筋症（虚血性心筋症，高血圧性心筋症，拡張相肥大型心筋症，サルコイドーシス，心筋炎，アルコール性心筋症，産褥性心筋症など）を除外する必要がある。

2. 病歴と身体所見

呼吸困難や下肢浮腫などの心不全症状を呈することが多く，心拍出量が低下すると全身倦怠感や易疲労感を自覚する。身体所見として，著明な左室拡大のため心尖拍動は左側外方に偏位する。聴診では心不全増悪時に心尖部で III 音を聴取し，僧帽弁逆流を合併すると心尖部で収縮期逆流性雑音を聴取する。肺うっ血に伴い，下肺野で捻髪音，さらに全肺野で水泡音を聴取する。体液量増加に伴って頸静脈怒張も認める。

3. 診 断

a）12 誘導心電図

左室拡大のため 70％の例では胸部誘導で左室肥大所見（SV1＋RV5 or RV6＞35mm）を示す。著明な左室拡大に伴って左室は V6 誘導に近づき，V6 の QRS 波（特に R 波）が高電位となる。RV6＞RV5 または QRS 波総電位 V6＞V5 の時に左室拡大とし，DCM 例の 25％に認める。しかし肢誘導は心筋の変性・線維化を反映し，むしろ低電位になる特徴がある。多くの例で ST 低下や T 波平坦化・陰性化を認めるが，HCM と異なり典型的な strain pattern は稀である。15％の例で異常 Q 波（特に V1 誘導）を認め，R 波増高不良（poor R-wave progression）を示すことも多い。左房圧上昇のため左房負荷所見を認めることが多く，AF も併発しやすい（20％）。

b) 心エコー

断層法では広範な左室壁運動異常を認め，多くはびまん性左室低収縮を示すが，40％の例では局所壁運動異常を示し，虚血性心筋症との鑑別が難しい。著明な左室拡大（左室拡張末期径＞5.5cm）と左房拡大（左房径＞4.2cm）を認め，心尖部に壁在血栓を合併しやすい。

ドプラ法では，著明な左室拡大のため tethering に伴う僧帽弁閉鎖不全（MR）を合併することが多く，カラードプラ法で MR の有無と重症度をチェックする。DCM の多くは慢性心不全状態で左房圧も高い。左房圧上昇の所見としてパルスドプラ法の左室流入血流速波形で拘束型波形（E／A 比＞2）は左房圧＞20mmHg を示唆し，組織ドプラ法の僧帽弁輪部移動速度 e'波との比 E／e'が 15 以上は左房圧＞12mmHg を示唆する。

c) 心臓カテーテル検査

心エコーや心臓 MRI（遅延造影 MRI と T2 強調画像）で特定心筋症との鑑別がある程度可能だが，確定診断は難しい。虚血性心筋症の可能性がある場合は冠動脈造影を行う。サルコイドーシス，アミロイドーシスや心筋炎が疑われる場合は心内膜心筋生検を考慮するが，合併症として心室壁穿孔が 0.7％，死亡の危険性が 0.05％ある。

4. 治　療

心不全の治療法については「3. **心不全**」（43〜54 頁）も参照されたい。

a) 心不全の急性期治療

心不全の急性増悪時はカルペリチド（ハンプ）の持続静注を行いつつ，ループ利尿薬フロセミド（ラシックス）静注を併用することが多い。カルペリチドは血管拡張作用のため血圧低下に注意を要する。多くの例では，フロセミドをすでに内服しているため，1 回服用量の半分を 1 回静注量とするが，1 時間で尿量 200mL 以上の流出がなければ増量する。静注で十分な利尿が得られない時は持続静注とする。

■カルペリチド投与法

カルペリチド（ハンプ）（1 バイアル＝1000μg）

ハンプ 2V＋5％ブドウ糖液 20mL として，シリンジポンプで
0.8mL/時（体重 50kg では 0.025μg/kg/分）で持続静注開始
0.2μg/kg/分まで増量可能であるが，血圧低下に注意

　フロセミド反応不良例は低心拍出量状態が疑われ，強心薬静注を考慮する。ドブタミン（ドブポン）は β_1 受容体選択性が高く，用量依存的に陽性変力作用を有し，心拍出量増加と肺動脈楔入圧低下をもたらす。しかし β 遮断薬服用例はカテコラミン抵抗性のことが多く，その場合は PDE III 阻害薬ミルリノン（ミルリーラ）を使用するとよい。β 受容体を介さず PDE 阻害にて細胞内 cAMP を増加して心筋収縮力を増加させる。

■静注強心薬の投与法

ドブタミン（ドブポン注 0.3％シリンジ）（150mg/50mL）

ドブポン原液をシリンジポンプにて
3mL/時（体重 50kg では 3μg/kg/分）で持続静注開始
心係数＞2.2 以上を目標に 20μg/kg/分まで増量可能
しかし 5μg/kg/分以下で十分のことが多い

ミルリノン（ミルリーラ）（10mg/10mL）

ミルリーラ原液をシリンジポンプにて
0.7mL/時（体重 50kg では 0.25μg/kg/分）で持続静注開始
0.75μg/kg/分まで増量可能だが，血圧低下に注意

b）心不全の慢性期治療

　毎日の体重測定を指導し，2kg/日以上の体重増加は急性増悪を示唆する。塩分と水分の過剰摂取が再入院の原因で最も多い。塩分制限 6～7g/日が推奨されるが，高齢者では食欲低下を来しうる。再入院例では水分も 1,000～1,500mL/日に制限する。再入院の原因のひとつに服薬中断があり，服薬指導も徹底する。血中 BNP 濃度は心不全の診断だけでなく心不全の管理にも有用で，BNP＜200pg/mL を目標に治療を強化すると再入院を減少できる。

①アンジオテンシン変換酵素（ACE）阻害薬

高度腎障害など禁忌のない限り ACE 阻害薬を全例投与する。副作用の咳嗽のため服用困難な例はアンジオテンシン受容体拮抗薬（ARB）を投与する。高 K 血症と腎機能低下に注意し，腎障害例や高齢者は少量から開始する。投与量は徐々に増量して耐え得る最大量を維持量とする。

■ACE 阻害薬の投与法と投与量
エナラプリル（レニベース）2.5〜10mg/日　朝1回服用
リシノプリル（ゼストリル）2.5〜10mg/日　朝1回服用
イミダプリル（タナトリル）2.5〜10mg/日　朝1回服用

■ARB の投与法と投与量
カンデサルタン（ブロプレス）2〜12mg/日　朝1回服用
バルサルタン（デイオバン）40〜160mg/日　朝1回服用
テルミサルタン（ミカルデイス）20〜80mg/日　朝1回服用
オルメサルタン（オルメテック）10〜40mg/日　朝1回服用

②β遮断薬

β遮断薬は ACE 阻害薬とともに全例で服用すべき薬剤である。心不全例で有効性が示された β遮断薬はカルベジロール（アーチスト），ビソプロロール（メインテート）とコハク酸メトプロロールの3種で，心不全例で死亡率（特に突然死）を 30%低下し（ACE 阻害薬/ARB は 20%），左室収縮能の改善も期待される。心不全で入院した場合は心不全が改善し退院するまでに β遮断薬を導入する。血圧低下や心不全悪化に注意して少量から開始し（カルベジロールなら 1.25〜2.5mg/日，ビソプロロールなら 0.625mg/日），数日から1週間ごとに増量して耐え得る最大量を維持量とする。β遮断薬服用中の患者が心不全で入院した時は β遮断薬を中止せず急性期加療を行い，継続困難ならば減量または漸減中止とする。

■β遮断薬の投与法と投与量
カルベジロール（アーチスト）1.25〜20mg/日　朝1回服用
　または朝，夕2回に分けて服用
ビソプロロール（メインテート）0.625〜5mg/日　朝1回服用

③利尿薬

急性期治療ではループ利尿薬フロセミド（ラシックス）を静注で用い，心不全が改善し内服に切り替える際は静注量の倍量を1日内服量とし朝1回または朝昼2回分割投与とする。ループ利尿薬服用は予後悪化因子とされ，過量投与は腎機能障害の悪化や利尿薬への耐性をもたらし，投与量は最低限にする。副作用として低Na血症と低K血症があるが，トラセミド（ルプラック）は抗アルドステロン作用のため低K血症を来しにくい。ループ利尿薬＋ACE阻害薬の併用で低K血症を来す場合は，抗アルドステロン薬を追加する。抗アルドステロン薬も心不全例の予後を改善することが示されたが，ACE阻害薬に追加することが多く，高K血症に注意を要する。スピロノラクトン（アルダクトンA）は女性化乳房の副作用があるが，選択的鉱質コルチコイド受容体阻害薬のエプレレノン（セララ）では少ない。

■ループ利尿薬の投与法と投与量
フロセミド（ラシックス）20〜160mg/日　朝1回
　または朝，昼2回に分けて服用
トラセミド（ルプラック）4〜8mg/日　朝1回に服用

■抗アルドステロン薬の投与法と投与量
スピロノラクトン（アルダクトンA）25〜100mg/日　朝1回
　または朝，昼2回に分けて服用
エプレレノン（セララ）25〜100mg/日　朝1回服用

④経口強心薬

ジゴキシン（ジゴシン）はNa-K ATPaseを阻害して心筋収縮力を増強し，副交感神経活性化によって房室結節伝導を抑制する。心房細動の心不全例では心拍数のコントロールに用いられ，洞調律の心不全例では死亡率は下がらないが病態悪化による入院を減らすことが示された。著明な左室収縮能低下により強心薬静注が中止困難の場合にはジゴキシンを投与し，それでも中止困難の場合には経口強心薬ピモベンダン（ピモベンダン/アカルディ）を追加する。ジゴキシンの血中濃度は0.5〜0.8ng/mLが至適治療域とされ，投与量は0.125mg/日で十分なことが多い。腎障害例や高齢者はジギタリス中毒になりやすく，悪心・嘔吐や食欲不振の症状に注意する。

> **■経口強心薬の投与法と投与量**
> **ジゴキシン（ハーフジゴキシン）** 0.125〜0.25mg/日　朝1回服用
> **ピモベンダン（ピモベンダン）** 2.5〜5.0mg/日　朝, 夕の2分割服用

c) 非薬物治療

①心室再同期療法（cardiac resynchronization therapy：CRT）

　DCMなど低心機能例では, 左脚ブロックなど左室伝導障害が生じると右室や心室中隔に比べて左室自由壁の伝導が遅延し, 収縮にずれを生じる。心室同期不全といい, 不均一な収縮から左室駆出率が低下し, 左室収縮末期容積が増加する。左室自由壁と心室中隔（右室心尖部）を同時ペーシングすることで, 左室収縮の同期性を高めて心機能改善を図る方法がCRTである。CRTにて左室駆出率が増加し, 心不全指標や生命予後が改善することが示された。現在CRTの適応は, 薬物治療にもかかわらずNYHA III度以上の心不全例で左室駆出率35％以下かつQRS幅120 msec以上である。DCMでは心室頻拍など心室性不整脈の合併が多く, 除細動機能も有するCRT-Dが主に植込まれる。

②補助人工心臓（ventricular assist system：VAS）と心臓移植

　十分な薬物治療にもかかわらず重症心不全から脱し得ない場合は, 補助循環の大動脈内バルーンパンピング（IABP）と経皮的心肺補助装置（PCPS）を行うが, 短期の改善が見込めない場合は補助人工心臓（VAS）の導入を考慮する。ただし, 体外設置型補助人工心臓は一時的使用を目的に開発されたVASで, 心臓移植への橋渡しに使用される。心臓移植は65歳以下が適応とされる。

C 拘束型心筋症（Restrictive Cardiomyopathy：RCM）

1. 病　態

　アミロイド付着などのため心筋が著明に硬くなり, 心室が拡張できなくなった状態を拘束型心筋症（RCM）という。左室収縮能は正常（もしくは軽度低下）で左室拡大はない。左室が非常に硬いため, 拡張早期に急速流入した血液はその後突然停止し, 心臓カテーテル検査の左室圧測定で"dip and plateau（$\sqrt{\ }$）"型波形を呈する。RCMは稀な病態で, 原因としてはアミロイドーシスが多く, サルコイドーシスやヘモクロマトーシスは稀である。

アミロイドーシス（amyloidosis）はアミロイドと呼ばれる異常な線維性蛋白が腎臓，消化管，心臓などに沈着する全身疾患である。心臓へのアミロイド沈着はRCMを起こすが，病態の進行とともに収縮能低下から難治性心不全を併発する。

サルコイドーシス（sarcoidosis）は原因不明の全身性肉芽腫性疾患で，肺，肺門リンパ腺，眼，皮膚，心臓に好発する。心サルコイドーシスの初期は，肉芽腫性炎症と間質浮腫のため心室壁肥厚を来してRCM様の病態を示しうるが，線維化が進むと左室壁の菲薄化と壁運動異常からDCM様の病態を示す。房室伝導障害から完全房室ブロックを併発する。

2. 診　断

a）12誘導心電図

アミロイドーシスではアミロイド沈着による正常心筋の置換が心筋起電力を減少させ，QRS波は低電位となる。すべての胸部誘導でQRS波電位が10mm以下ならば明らかに低電位である。80％の例で異常Q波またはR波増高不良（poor R-wave progression）を認め，30％の例で心房細動を併発する。

b）心エコー

断層法では，RCMは心筋のエコー輝度増強を伴う軽度の左室肥大（1.1cm程度）を示すが，左室壁運動は正常または軽度低下で左室拡大を認めない。左室拡張能障害のため左房は拡大する（左房径4.2cm以上）。

パルスドプラ法における左室流入血流速波形は，著明に障害された左室拡張能のため拘束型（restriction）波形を示す。すなわち，E波は著明に増大，A波は低下し，E／A比は大（＞2）となり，E波減速時間も短縮（＜150msec）する。組織ドプラ法の僧帽弁輪部移動速度の拡張早期e'波は，RCMでは＜8cm/秒と低値を示し，左室流入血流速波形E波との比E/e'は高値を示す。E/e'が15以上は左房圧上昇（＞12mmHg）を示唆し，後述の収縮性心膜炎はe'波とE/e'比は正常値を示すためRCMと収縮性心膜炎の鑑別に役立つ。

RCMの原因としてアミロイドーシスを示唆する所見では左室心筋のエコー輝度増強（granular sparkling pattern）が特徴的である。他に弁尖の肥厚や心嚢液貯留を伴うことが多い。サルコイドーシスでは病初期に軽度壁肥厚を認め，進行とともに限局した左室壁の菲薄化と壁運動異常を来し，主に心室中隔基部と下後壁が侵される。乳頭筋機能不全による僧帽弁閉鎖不全を認めることが多い。

c）心臓 MRI と核医学検査

Gd 遅延造影 MRI では心筋細胞の壊死および線維化の部分が高信号に描出される。アミロイドーシスは遅延造影 MRI で心内膜下を中心に全周性に高信号を認めることが多い。一方，サルコイドーシスは心内膜下が spared され，心外膜下に高信号を認める。活動性炎症を認める時期には T2 強調画像で同部位に高信号を示す。活動性炎症の評価に以前より ^{67}Ga 心筋シンチが用いられたが診断感度は低い。T2 強調画像とともに，最近保険適応となった ^{18}F-FDG PET も活動性炎症の評価法として診断感度が高い。

d）心臓カテーテル検査

RCM では左室圧測定で"dip and plateau（$\sqrt{}$）"型波形を示す。左室壁運動異常を伴う場合は虚血性心筋症の可能性が否定できないため冠動脈造影も行う。アミロイドーシスやサルコイドーシスが疑われる場合は心内膜心筋生検を考慮する。アミロイドーシスでは Congo-red 染色でアミロイド沈着を認め，サルコイドーシスでは乾酪壊死を伴わない類上皮細胞肉芽腫を認めることがあるが感度は低い（20％）。

◆**心サルコイドーシス診断の手引き**

主徴候と副徴候に分け，以下の 1），2）のいずれかを満たす場合
1) 主徴候 4 項目中 2 項目以上陽性，
2) 主徴候 4 項目中 1 項目陽性で副徴候 5 項目中 2 項目以上陽性

主徴候
a) 高度房室ブロック，b) 心室中隔基部の菲薄化，c) 67Ga シンチで心臓の異常集積，d) 左室収縮不全（左室駆出率＜50％）

副徴候
a) 心電図：心室性不整脈（VT，多源性・頻発 PVC），RBBB，軸偏位，異常 Q 波
b) 心エコー：局所的左室壁運動異常または心室瘤・心室壁肥厚
c) 核医学検査：^{201}Tl または ^{99m}Tc 心筋血流シンチの灌流異常
d) Ga 造影 MRI における心筋遅延造影所見
e) 心内膜心筋生検：中等度以上の心筋間質の線維化や単核細胞浸潤

3. 治療

RCM の治療に確立されたものはなく，心不全に対し利尿薬を中心とした対症療法を行うが，血圧が低いことが多いため ACE 阻害薬や ARB は注意を要する（第3章心不全の項参照）。

心サルコイドーシスについては，房室ブロック，心室頻拍などの重症心室性不整脈や左室壁運動異常を認める場合（特に ^{67}Ga シンチや ^{18}F-FDG PET などで活動性炎症が示された場合）には，ステロイド治療が推奨される（初回投与量として PSL30mg/日）。

D たこつぼ型心筋症（Takotsubo Cardiomyopathy）

1. 病態

多くは精神的・身体的ストレスを契機に突然の胸痛で発症し，左室心尖部を中心に風船状の壁運動異常を来し，左室壁運動異常は数週間で正常化する特徴を有する。冠動脈造影では冠動脈に狭窄なく，カテコラミン心筋障害や多枝冠動脈攣縮などが原因とされる。中高年男性に多い急性冠症候群とは対照的に，高齢女性に多い傾向がある。

2. 診断

a）12 誘導心電図

広範な誘導で ST 上昇や陰性 T 波といった急性心筋梗塞（AMI）類似の所見を示す。たこつぼ型心筋症は主に胸部誘導 V4,5 で ST 上昇を呈するが，AMI に比して ST 上昇は軽度で鏡面像の ST 低下を伴うことは少ない。著明な陰性 T 波とともに QT 延長を示すことも多い。

b）心エコー

断層法で，心尖部を中心に風船状の壁運動異常（無収縮〜奇異性収縮）と心基部の過収縮という特徴的なたこつぼ型左室壁運動異常を認める。左室壁運動異常は冠動脈の支配領域と一致せず，数週間で正常化することが多い。

c）心臓カテーテル検査

胸痛で発症し，心電図で ST 上昇や陰性 T 波という AMI 類似の所見を示すため，冠動脈造影で急性冠症候群を否定する必要がある。図 6-4 のように左室造影では心尖部を中心に風船状の無収縮を認めるが，冠動脈造影で有意狭窄を認めない。

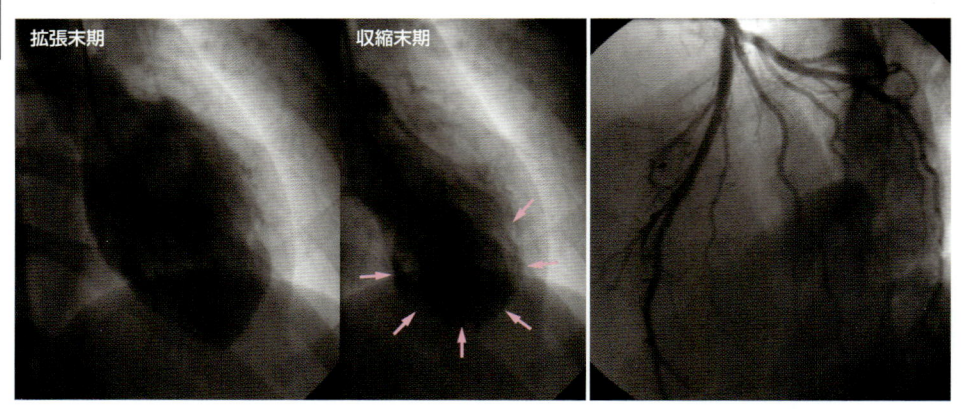

図 6-4 たこつぼ型心筋症例(心臓カテーテル検査)
左室造影では心尖部を中心に無収縮(矢印)を認めるが,冠動脈に有意狭窄を認めない.

3. 治 療

　　特異的な治療法はなく,壁運動異常が軽快するのを待つ。多くの例は良好な経過をたどるが,病初期は心不全や心室性不整脈の併発に注意する。高度左室壁運動異常から心不全を併発する場合は,他疾患と同様に急性心不全の治療を行う。心尖部無収縮のため心尖部血栓を併発することがあり,心エコーで左室壁運動異常とともに心尖部血栓の有無をチェックする。

心膜疾患
Pericardial Diseases

A 急性心膜炎・心筋炎 (Acute Pericarditis・Myocarditis)

1. 病態

心臓は心外膜 (epicardium) と心嚢膜 (pericardium) の2枚の膜に包まれている。急性心膜炎はこれらの心膜に炎症が起こり，感冒様症状から数日して胸痛で発症することが多い。多くは特発性またはウイルス感染であるが，細菌感染のほとんどは開心術後である。心外膜下の心筋に炎症を来し，心筋炎を合併することもある。原因ウイルスはコクサッキーA群・B群，エコーウイルスが多い。心膜炎の多くは良好な経過をたどるが，心筋炎合併例の中には急激な経過で体外循環を必要とする劇症型心筋炎があり，注意を要する。

2. 病歴と身体所見

発熱や悪寒，全身倦怠感などの感冒様症状から数日して心膜刺激による胸痛を自覚する。胸痛は胸骨下もしくは左前胸部に限局し，体位や呼吸で増悪することが多い。聴診では病初期に心膜摩擦音を聴取し，中等度以上の心嚢液が貯留すると聴取しなくなる。心筋炎のため心不全を併発するとⅢ音を聴取する。

3. 診断

a) 血液・生化学検査

炎症所見として血中白血球数およびCRP濃度の上昇を示す。心筋炎を併発するとトロポニンTおよびCK-MBの軽度上昇を認め，トロポニンT陽性は要注意の所見である。

b) 12誘導心電図

胸痛とともにST上昇を認め，急性心筋梗塞 (AMI) との鑑別が問題となる。しかし急性心膜炎のST上昇はST部分が上に凹型で鏡像のST低下を示さず，異常Q波も認めない。aVR誘導 (時にV1) を除くほぼ全誘導でST上昇を示す (図7-1)。1週間位でST上昇は回復し，その後T波は陰性化する。

7. 心膜疾患

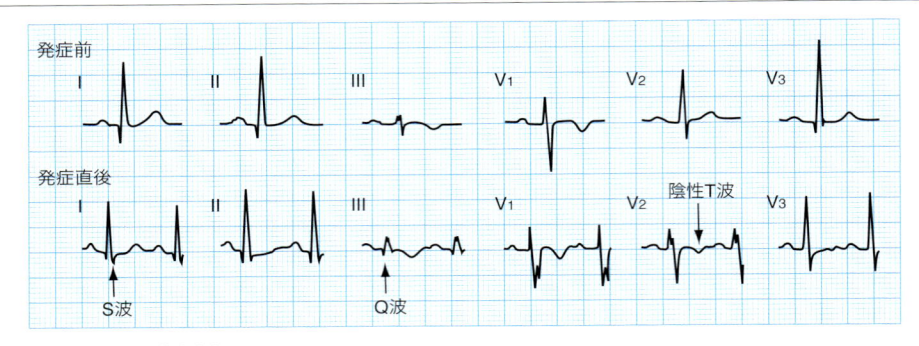

図7-1 急性心膜炎例
aVRを除く全肢誘導およびV2〜6誘導で凹型ST上昇を認める．

心筋炎の多くは心膜炎を合併するが，心膜炎を合併しない急性心筋炎では非特異的ST-T異常のみのことが多い．しかしQRS幅の増大や心室性不整脈の頻発は心筋炎の劇症化を示唆する．

c) 心エコー

断層法では心嚢液貯留と左室壁運動異常に注目する．急性心膜炎では心嚢液貯留は軽度（特に発症早期）のことが多く，心筋炎を合併するとびまん性左室壁運動低下と心筋浮腫に伴う左室壁肥厚を認めることが多い．急性心膜炎／心筋炎の多くは良好な経過をたどるが，なかには数日以内に重症化する劇症型心筋炎があり，心エコーで左室壁運動低下と心嚢液貯留を注意深く経過観察する．劇症型心筋炎は著明な左室収縮能低下を来すが，急性の経過で左室拡大は伴わない．

4. 治療

急性心膜炎／心筋炎では入院の上安静と経過観察が治療であり，多くは良好な経過をたどる．心筋炎の重症化による左室収縮能低下と心室性不整脈の出現，心嚢液貯留に注意する．胸痛に対してNSAIDsなど鎮痛解熱薬はウイルス感染を増強する可能性があるため必要最低限とし，心不全の併発には利尿薬投与およびドブタミンなど強心薬持続静注で加療する．炎症が遷延し血行動態の改善を認めない場合は大量免疫グロブリン療法またはステロイド短期大量療法が考慮されるが，有効性は確立されていない．治療に抵抗性で高用量の強心薬が必要の場合は，補助循環の大動脈内バルーンパンピング（IABP）と経皮的心肺補助装置（PCPS）を積極的に導入すべきとされる．

B 収縮性心膜炎（Constrictive Pericarditis）

1. 病　態
　　炎症や腫瘍などによる心膜炎の結果として，心膜の肥厚，癒着や石灰化を来し，心臓の拡張障害を呈するようになったものである。収縮性心膜炎の中では心臓外科術後が 30％と多いが，特発性（25％）や心膜炎後（15％）も比較的多い。心臓カテーテル検査の心室内圧測定で特徴的な"dip and plateau（√）"型波形を示す。

2. 病歴と身体所見
　　心臓への血液流入障害のため心拍出量低下と中心静脈圧上昇を来し，易疲労感や下肢浮腫などの右心不全症状を呈するが，食思不振や下痢などの腹部症状も多い。身体所見では頸静脈怒張，Kussmaul 徴候（吸気時に頸静脈怒張が増強）や肝腫大を認め，拡張早期過剰心音の心膜ノック音を聴取する。

3. 診　断

a) 12 誘導心電図
　　ほとんどの例で T 波平坦化や陰性化，60％の例で肢誘導にて低電位差を呈するが，非特異的所見である。30％の例では心房細動を合併する。

b) 心エコー
　　M モード法では，心室内圧曲線を反映して心室中隔と左室後壁に特徴的所見を認め，収縮性心膜炎の診断に有用である。①左室後壁の拡張中期～後期平坦化，②心室中隔の拡張早期後方運動（early diastolic notch）とそれに続く急激な前方運動，③心室中隔の心房収縮期後方運動（atrial notch）とそれに続く急激な前方運動の 3 つが特徴的である。
　　断層法では，心臓周囲にエコー輝度の高い帯（≧3mm）として心膜肥厚を認めうるが，判定困難なことが多い。心膜肥厚の正確な診断には MRI がよい。しかし心膜肥厚がなくても癒着などで収縮性心膜炎を来すことがある。収縮性心膜炎では心臓への流入障害のため下大静脈のみが著明に拡大する。下大静脈径 17mm 以上を下大静脈拡大とする。
　　パルスドプラ法による僧帽弁口の左室流入血流速波形では，E 波血流速度が吸気時に呼気時より 25％以上減少するのが収縮性心膜炎に特徴的である。拘束型心筋症（RCM）では E 波は呼吸性変動を示さず（＜10％），収縮

性心膜炎と鑑別できる。組織ドプラ法による僧帽弁輪部移動速度の拡張早期波 E'波は，収縮性心膜炎では＞8cm/秒と正常だが RCM は＜8cm/秒と低値で，左室流入血流速波形 E 波との比 E／E'も収縮性心膜炎は RCM と異なり正常値を示す。

c) 心臓カテーテル検査

心室圧曲線では拡張期に"dip and plateau（√）"型波形を認め，心房圧曲線では著明な x 谷と y 谷のため W 型を呈する。さらに，心内圧測定では拡張期に両心房・心室の四腔が等圧となる。

4. 治　療

右心不全症状に対して利尿薬を用いるが，利尿薬投与により前負荷が軽減すると心拍出量低下から血圧低下を来す可能性がある。心室収縮能は保たれているのでカテコラミンなど強心薬の効果は期待できない。収縮性心膜炎の根治的治療は心膜剝離術だが，手術死亡率は 5～15％である。

C 心タンポナーデ（Cardiac Tamponade）

1. 病　態

心臓を包む心外膜と心囊膜の間には，正常でも 20～50mL の心囊液があって潤滑油の役目をしている。心囊液が病的に増える原因には，腫瘍（肺癌などの転移），感染（ウイルス，結核，細菌），膠原病，尿毒症や特発性などがあり，大量貯留の原因には転移性腫瘍が多い。心囊液が大量に貯留すると心臓を圧迫し，心臓への血液流入を制限して心拍出量低下，血圧低下と静脈圧上昇を来す。これを心タンポナーデという。

2. 病歴と身体所見

静脈圧上昇のため頚静脈怒脹，肝腫大や下腿浮腫などの右心不全症状を呈する。心拍出量低下から血圧低下と代償性頻脈を来す。さらに吸気時に収縮期血圧が低下する（10mmHg 以上）奇脈が特徴的である。しかし，心囊液が大量に貯留しても心タンポナーデの症状を欠くことも多く，量だけでなく貯留速度も重要である。

3. 診 断

a) 12誘導心電図

　心臓を大量の心嚢液が取り囲むと低電位差を呈する。肢誘導I, II, III全部でQRS波総電位5mm未満の所見は特異性に欠けるが，胸部全誘導でQRS波総電位10mm未満ならば明らかに低電位差である。さらに大量に心嚢液が貯留すると，心嚢液の中を心臓が泳ぐ振子様運動を来し，QRS波電位が高低を交互に繰り返す電気的交互脈を示す。

b) 心エコー

　断層法では，心嚢液は心臓周囲に存在するecho-free spaceという透明な間隙として描出される（図7-2）。心嚢液の量については，収縮期・拡張期とも左室後方のみecho-free spaceを認める時は少量，右室前壁側にも認めるが幅1cm以下は中等量，左室を取り囲んで1cm以上の幅がある時は大量とする。心タンポナーデは中等度以上の心嚢液貯留で認め，心タンポナーデになると拡張期右室虚脱を呈する。血圧低下など心タンポナーデの症状と一致して出現する最も重要な所見であり，拡張期右室虚脱を認める場合は心タンポナーデと診断し心膜穿刺を行う。拡張期右房虚脱も認めるが，心タンポナーデの症状より早期に出現し，特異性に問題がある。心嚢液貯留による心臓への流入障害のため下大静脈は拡大する。

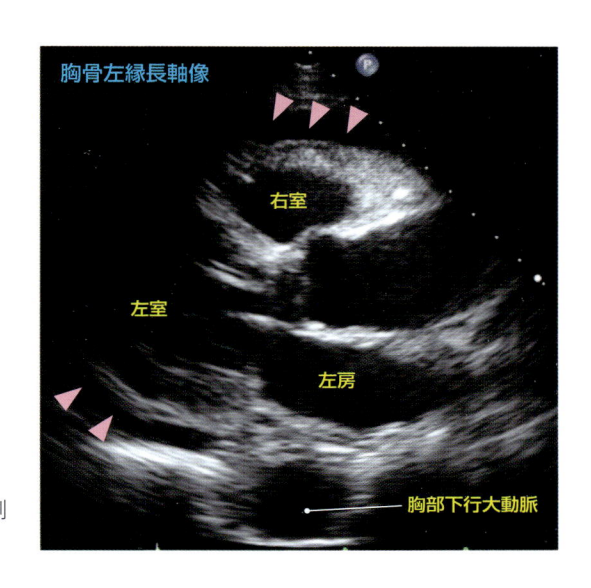

図7-2　心嚢液貯留例（断層法）
左室の後方だけでなく，右室の前壁側にも心嚢液（矢先）の貯留を認める．

4. 治　療

　　心タンポナーデでは心膜穿刺にて心囊液ドレナージを行う。心膜穿刺を行う際は心電図と血圧をモニターし，上半身を 30～45°起こした仰臥位とする。心エコーを用いて心囊液までの距離が最短で，その間に肺と肝臓がない部位を探す。以前は剣状突起下から穿刺したが，心囊液まで遠い時は胸壁上で穿刺することも多い。心エコーで方向，深さをチェックし，カテラン針で局所麻酔しながら心囊液がひける場所まで進める。血性の場合はガーゼに滴下し，すぐに凝固せず内側が濃く外側が薄い二重のシミをつくれば心囊液である。カテラン針を挿入した部位と方向をよく覚えておき，サーフロー針で再度穿刺し，サーフロー針の外筒を通してガイドワイヤーを心囊内に挿入する。ガイドワイヤーに沿って 6F シースもしくはピッグテイルカテーテルを挿入する。3～4 日間留置して持続ドレナージまたは 6 時間毎の吸引を行い，25mL/日以下となったら抜去する。十分なドレナージにより再発は 20% 以下とされる。

肺血管疾患

A 肺塞栓症 (Pulmonary Embolism：PE)

1. 病態と危険因子

　　肺塞栓症とは塞栓が肺動脈を閉塞して肺循環障害を招く病態である。塞栓子には血栓，脂肪塊，腫瘍，空気などがあるが，90％以上は下肢および骨盤の深部静脈血栓症による。日本でも高齢者や肥満例の増加に伴い，肺塞栓症による死亡者数は増加している。肺塞栓症の死亡率は15％（ショック例では30％）で，迅速な診断と治療が必要とされるが，症状や心電図，胸部X線所見に特異的なものがなく診断に難渋する場合も多い。重症度分類として，ショックもしくは低血圧（＜90mmHg）状態のものを広範型（massive），血行動態は安定しているが心エコーで右心負荷のあるものを亜広範型（submassive），右心負荷もないものを非広範型（non-massive）とする。

　　肺塞栓の主な危険因子を表8-1に示した。血栓性素因として抗リン脂質抗体症候群，プロテインC欠損症，プロテインS欠損症，アンチトロンビン

表 8-1　肺塞栓症の危険因子

- 一次性：
  - アンチトロンビン欠損症，プロテインC欠損症，プロテインS欠損症
  - 高ホモシステイン血症
  - 異常フィブリノゲン血症，異常プラスミノゲン血症
- 二次性：
  - 手術，外傷，骨折
  - 高齢，長期臥床
  - 肥満
  - 脳血管障害
  - 悪性疾患，抗がん剤
  - 抗リン脂質抗体症候群
  - 妊娠，出産，経口避妊薬
  - 中心静脈カテーテル，カテーテル検査・治療
  - うっ血性心不全
  - 長距離旅行（エコノミークラス症候群）
  - 脱水，多血症
  - 下肢静脈瘤

欠損症が日本人では比較的多い。特に若年発症例，二次性危険因子のない例，肺動脈のみに血栓を認める例では，血栓性素因をチェックする。しかし，肺塞栓症の多くは二次性危険因子の手術（特に整形外科や産婦人科領域）や骨折，長期臥床，悪性腫瘍，長距離旅行などを伴う例であり，半数以上は起立や歩行時，排便・排尿時に発症する。術後やエコノミー症候群といった安静だけでなく，妊娠，腫瘍，肥満など静脈圧迫による静脈還流障害や悪性疾患，薬剤などによる凝固異常も原因となる。

2. 病歴と身体所見

突然の呼吸困難を主訴とする場合が最も多い（80％）が，胸痛（50％）や頻呼吸なども比較的多い。失神やショックで来院することもあり，失神とショックの鑑別診断として肺塞栓症を忘れてはならない。最近の手術（特に整形外科や産婦人科領域）や長期臥床，悪性腫瘍，長距離旅行などの情報を得た場合は，肺塞栓症を強く疑う。

身体所見として頻呼吸と頻脈，チアノーゼが多い。肺高血圧があれば肺性II音（IIp）の亢進を認め，右心不全を来すと右心性III音を聴取しうる。下肢の片側性浮腫や疼痛といった深部静脈血栓症を示唆する所見も診断の手がかりとなる。

3. 診 断

a）血液・生化学的検査

Dダイマーは炎症などでも上昇して非特異的だが，0.5 μg/mL 未満は肺塞栓症を否定しうる。ときにトロポニンTやBNP値の上昇を認め，急性心筋梗塞や心不全との鑑別が難しいことがある。血栓性素因として抗リン脂質抗体，プロテインCとプロテインSをチェックするが，プロテインCとSはワルファリン投与中は低下するので投与前に検査する。

b）動脈血ガス分析

動脈血ガス分析は有用であり，低酸素血症と頻呼吸に伴う低炭酸ガス血症が肺塞栓症でよく認められる。

c）12誘導心電図

肢誘導Iの深いS波とIII誘導にQ波を認めるSIQIIIパターンが特徴的とされるが，15％の例で認めるのみである（図8-1）。ときにIII誘導でST上昇，I誘導でST低下を認めて，下壁梗塞と間違えやすいが，II誘導のQ波や

8. 肺血管疾患

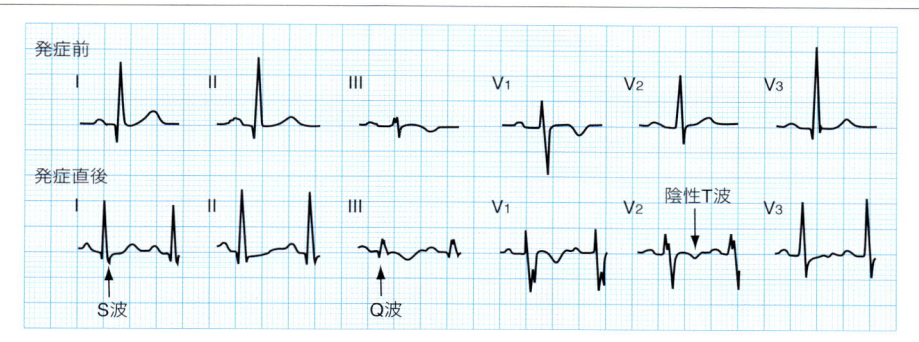

図 8-1 肺塞栓症の心電図所見
発症前と比較すると, SⅠQⅢパターンを認めるとともに V1, V2 誘導で陰性 T 波を認める.

陰性 T 波は稀である. 急性右室圧負荷を反映して右側胸部誘導 V1〜V3 に陰性 T 波や右脚ブロックを認めることも多い. しかし, 15%の例は心電図上異常を認めない. 突然の呼吸困難にもかかわらず心電図で急性心筋梗塞の所見がないことを確認するのが重要となる.

d) 胸部 X 線写真

肺塞栓症でよく見られる所見に, 心拡大や右肺動脈下行枝の拡張, 肺野の透過性亢進があるが特異的ではない. むしろ, 突然の呼吸困難と低酸素血症を認めるが胸部 X 線で肺野に明らかな異常がない時に, 肺塞栓症を強く疑う.

e) 心エコー

呼吸困難や胸痛を訴える例では, 急性心筋梗塞との鑑別に心エコーを行うことが多い. 心エコーでは急性の右室圧負荷を反映し, 右室拡大と心室中隔扁平化が認められる. 広範な肺塞栓症で認められる右室壁運動低下は McConnell 徴候として知られる. さらにドプラ法で三尖弁閉鎖不全の逆流速度から肺動脈圧の推測が可能である.

f) 肺シンチ

肺シンチは特異性が比較的低いが, スクリーニングによく用いられる. 換気／血流シンチを同時に行うと, 換気シンチでは異常のない部位でも, 血流シンチで肺動脈の灌流領域に一致した楔形の欠損を認める（図 8-2）. しかし, 換気シンチを同時に行うことは普及しておらず, 胸部 X 線で異常のない部位に血流シンチで異常を認めた時に, 肺塞栓症と診断することが多い.

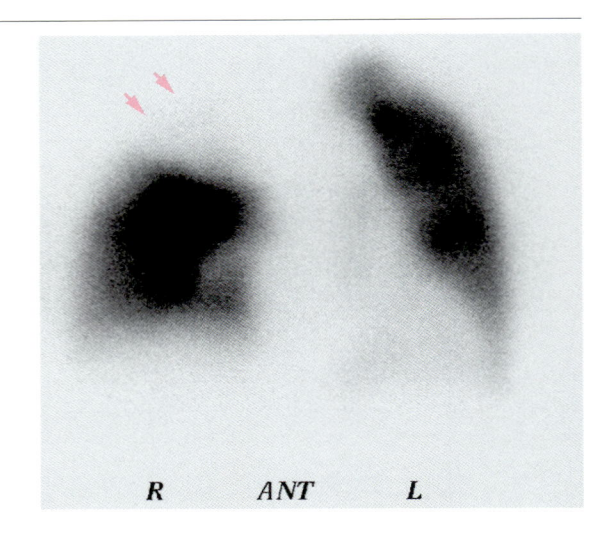

図 8-2 肺血流シンチ
右上肺に欠損像（矢印）を認める．

g）肺動脈造影 CT

　CT 装置の進歩により，現在は肺動脈亜区域枝まで造影 CT で描出できる。塞栓子が肺動脈内に陰影欠損として描出されるので，肺塞栓症の確定診断に用いられる。さらに，肺動脈撮像後に横隔膜以下の静脈層を撮影することで，下大静脈〜大腿静脈の情報を得ることもでき，塞栓源の検索にも有用である。しかし造影剤アレルギーや腎機能低下例では検査が難しい。

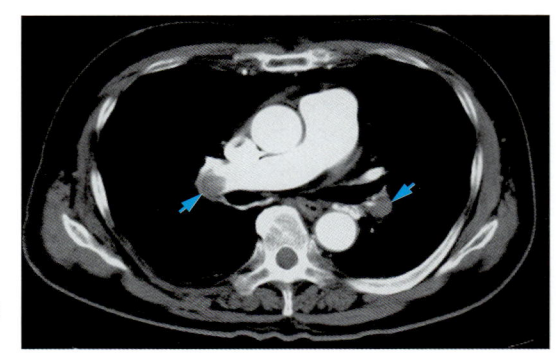

図 8-3 肺動脈造影 CT
左右の肺動脈内に黒く描出される血栓を認める（矢印）．

h）肺動脈造影

　ガイドラインではまだ肺塞栓症確定診断の golden standard とされるが，近年 CT で解像度の良好な画像が得られるようになり，肺動脈造影を行う頻度は減少した。むしろ，広範な肺塞栓症で診断と同時に血栓吸引などカテーテル的治療を行うために，肺動脈造影が用いられる。

i）下肢静脈エコー

　下肢静脈血栓症の診断では，下肢静脈造影が最も信頼性の高い検査法とされるが，まずは非侵襲的検査の下肢静脈エコーを行うことが多い。感度と特異度は高く，下肢静脈内に血栓が鮮明に描出される。ただし，部位や検査技師の経験で信頼性が異なる点は要注意である。

4．治　療

　ショック例では血栓溶解療法を積極的に行うが，血圧も右心機能も正常例ではヘパリンによる抗凝固療法のみで十分なことが多い。血栓溶解療法を行う際は出血性合併症のリスクを十分考慮する必要がある。循環虚脱や心肺停止といった重篤な状態では経皮的心肺補助装置（PCPS）を使用し，血栓吸引・破砕などのカテーテル的治療または外科的血栓除去術を考慮する（図8-4）。血圧，右心機能とともに問題となるのが低酸素血症であり，呼吸状態が悪ければ挿管して人工呼吸器管理とするが，挿管しても十分な酸素化が得られないこともある。

a）抗凝固療法

　ヘパリンによる抗凝固療法は肺塞栓症の死亡率と再発率を減少させ，第一選択の治療法である。肺塞栓症が疑われたらすぐにヘパリンを開始する。ヘパリンは 3,000～4,000 単位静注し，活性化トロンボプラスチン時間（APTT）50～70 秒を治療域として持続点滴し，毎日測定した APTT に基づいたノモグラムに従って投与量を調節する。

　ヘパリンの合併症に出血があるが，ヘパリンの血中半減期は 60 分と短く，投与中止すると効果は急速に減弱する。出血以外の合併症には，ヘパリン起因性血小板減少症（heparin-induced thrombocytopenia：HIT）がある。HIT には，ヘパリンの血小板直接刺激で一過性血小板減少が起こる I 型と，ヘパリン依存性自己抗体で血小板減少が起こる II 型がある。I 型は投与 2～3 日後に 10％の例に認め，II 型は投与 5～14 日後に 1～5％に認める。ヘパリン投与

8. 肺血管疾患

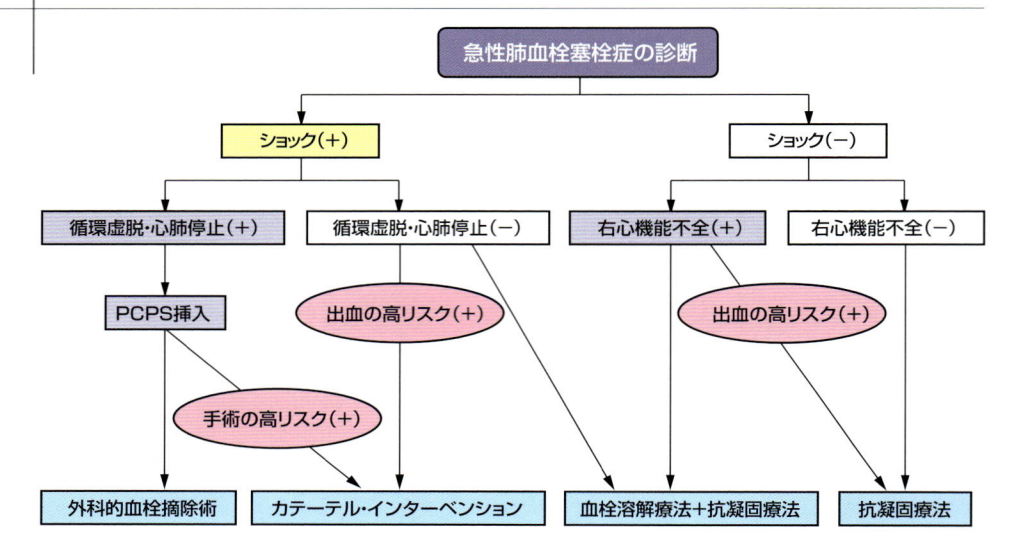

```
                    急性肺血栓塞栓症の診断
                              │
              ┌───────────────┴───────────────┐
           ショック(+)                      ショック(−)
         ┌─────┴─────┐                  ┌─────┴─────┐
   循環虚脱・心肺停止(+)  循環虚脱・心肺停止(−)    右心機能不全(+)  右心機能不全(−)
         │           │                    │
      PCPS挿入    出血の高リスク(+)        出血の高リスク(+)
                     │
              手術の高リスク(+)
         │           │                    │           │
   外科的血栓摘除術  カテーテル・インターベンション  血栓溶解療法+抗凝固療法  抗凝固療法
```

図 8-4 肺塞栓症の治療指針
(日本循環器学会：肺血栓塞栓症および深部静脈血栓症の診断・治療・予防に関するガイドライン 2004 年より改変)

中は血小板数を毎日測定し，10万/μL 以下もしくは50％以上減少したらHIT を疑いヘパリンを中止する。代替の抗凝固薬として，選択的抗トロンビン薬アルガトロバン（スロンノン）がある。

　状態が安定したらワルファリンに切り替える。ヘパリン持続静注に併用してワルファリンを 3〜4mg/日で開始し，PT-INR 値で 2.0〜3.0 を目標に投与量を調節するが，70 歳以上の高齢者は出血の危険性から PT-INR 値 1.6〜2.6 を目標とする。PT-INR 値が目標値に達して 24 時間以上経過したらヘパリンは中止する。手術後など肺塞栓症の危険因子が可逆性の場合は，3 カ月間ワルファリンを継続した後に中止を考慮する。

■ヘパリン投与法

ヘパリンナトリウム（ヘパリン）（1A＝5,000 単位/5mL）

　ヘパリン 3,000〜4,000 単位を静注後に，
　ヘパリン 5A　原液をシリンジポンプで 0.6mL/時で持続静注開始

◆ヘパリン投与量のノモグラム

APTT 40 秒未満：ヘパリン 2.0mL フラッシュし，0.2mL/時増量

APTT 40〜50 秒未満：ヘパリン 0.1mL/時増量

APTT 50〜70 秒未満：ヘパリン量はそのまま

APTT 70〜80 秒未満：ヘパリン 0.1mL/時減量

APTT 80 秒以上：ヘパリンを 1 時間中止し，0.2mL/時減量して再開

ヘパリン開始 6 時間後に APTT をチェック，その後は毎朝 APTT をチェック．

b）血栓溶解療法

ショック例では，出血性合併症のリスクが低ければ積極的に血栓溶解療法を行うべきで，心エコーで右心機能不全を認める例でも考慮される．血栓溶解療法は t-PA モンテプラーゼ（クリアクター）13,750〜27,500 単位/kg を 2 分かけて静注する．活動性の内部出血や最近の脳出血既往例は禁忌であり，手術直後や最近の外傷・消化管出血の既往，高齢者は出血性合併症の危険性が高く，適応と投与量に注意する．重篤な合併症の頭蓋内出血の頻度は約 2％である．

c）経皮的心肺補助装置（PCPS）

循環虚脱や心肺停止などの血行動態破綻を来した例は PCPS の適応となる．しかし PCPS は血行動態を一時的に安定化させる手段に過ぎず，血栓を除去するため血栓溶解療法，血栓吸引・破砕などのカテーテル的治療もしくは外科的の血栓除去術を考慮する．

d）下大静脈フィルター

下大静脈フィルターには永久留置型と一時留置型がある．脳出血や消化管出血など出血性疾患や重症外傷後，脳疾患術後といった抗凝固療法が禁忌の例，十分な抗凝固療法にもかかわらず肺塞栓症を繰り返す例は，永久留置型下大静脈フィルターの適応となるが，若年者や感染症例は避ける．浮遊血栓を有する例や重篤な肺塞栓症例も再発予防に下大静脈フィルターが考慮される．一時留置型は手術などで一時的に抗凝固療法を中止せざるを得ない肺塞栓症・深部静脈血栓症例に用い，数週間だけ予防できればよい状態が適応となる．

B 肺高血圧症（Pulmonary Hypertension：PH）

1. 病 態

安静時に右心カテーテル法で測定した平均肺動脈圧が25mmHg以上を肺高血圧症とし，肺高血圧症の中でも肺動脈楔入圧が15mmHg以下の場合を肺動脈性肺高血圧症（pulmonary arterial hypertension：PAH）と定義する。肺高血圧症は表8-2のように5群に分類される。特発性PAHはきわめて稀な原因不明の肺血管異常（主に肺動脈中膜・内膜の肥厚）から著明な肺高血圧を生じるもので，比較的若い女性に多い予後不良の疾患である。結合組織病

表 8-2 肺高血圧症の臨床分類

第1群 肺動脈性肺高血圧症（PAH）	第2群 左心性心疾患に伴う肺高血圧症
1）特発性肺動脈性肺高血圧症(Idiapa, hic PAH：IPAH) 2）遺伝性肺動脈性肺高血圧症（heritable PAH：HPAH） 　1. BMPR2 　2. ALK1, endoglin, SMAD9, CAV1 　3. 不明 3）薬物，毒物誘発性肺動脈性肺高血圧症 4）各種疾患に伴う肺動脈性肺高血圧症（associa, edPAH：APAH） 　1. 結合組織病 　2. HIV感染症 　3. 門脈肺高血圧 　4. 先天性心疾患 　5. 住血吸虫症	1）左室収縮不全 2）左室拡張不全 3）弁膜疾患 4）先天性/後天性の左心流入路/流出路閉塞 **第3群 肺疾患および/または低酸素血症に伴う肺高血圧症** 1）慢性閉塞性肺疾患 2）間質性肺疾患 3）拘束性？と閉塞性の混合障害を伴う他の肺疾患 4）睡眠呼吸障害 5）肺胞低換気障害 6）高所における慢性曝露 7）発育障害
第1'群 肺静脈閉塞性疾患（PVOD）および/または肺毛細血管腫症（PCH）	第4群 慢性血栓塞栓性肺高血圧症（CTEPH）
第1''群 新生児遷延性肺高血圧症（PPHN）	第5群 詳細不明な多因子のメカニズムに伴う肺高血圧症 1）血液疾患（慢性溶血性貧血，骨髄増殖性疾患，脾摘出） 2）全身性疾患（サルコイドーシス，肺ランゲルハンス細胞組織球症，リンパ脈管筋腫症，神経線維腫症，血管炎） 3）代謝疾患（糖原病，ゴーシェ病，甲状腺疾患） 4）その他（腫瘍塞栓，繊維性縦隔炎，慢性腎不全），区域性肺高血圧

に伴う PAH の方が頻度は高く，MCTD，強皮症や全身性エリテマトーデスに合併することが多く，間質性肺炎や肺塞栓症が関与するとされる。慢性閉塞性肺疾患などの肺疾患では高度の肺高血圧症を合併することは少ない。

2. 病歴と身体所見

　肺高血圧症の自覚症状として労作時呼吸困難，易疲労感や失神などがあるが，軽度の肺高血圧症では無症状のことが多い。しかし，高度の肺高血圧症では突然死の危険性がある。身体所見として，右室肥大に伴う傍胸骨拍動，肺動脈性 II 音（IIp）の亢進，三尖弁閉鎖不全による汎収縮期雑音を認める。右心不全状態では，頸静脈怒張，肝腫大や下肢浮腫を認める。

3. 診　断

a）12 誘導心電図

　特発性 PAH は著明な肺高血圧に伴う右室圧負荷のため右室肥大を来し，心電図で典型的な右室肥大所見を呈することが多い。胸部右側誘導 V1 で R 波が増高し R／S 比は増大する。R／SV1＞1 かつ RV1＞7mm または RV1＋SV5 or SV6＞11mm，かつ V6 誘導で R／SV6＜1 の時に右室肥大とする。さらに V1，V2 誘導で上方に凸型の ST 下降から陰性 T 波へ移行する strain pattern を呈することが多い。右房負荷も伴い，肺性 P 波（肢誘導 II で P 波の高さ≧2.5mm）もよく認められる。

b）心エコー

　断層法では心室中隔の収縮期扁平化という右室圧負荷の所見を呈する。右房圧上昇のため右房と下大静脈の拡大も認め，下大静脈径は 17mm 以上に拡大し呼吸性変動も 50％以下となる。ドプラ法では三尖弁閉鎖不全症（TR）の逆流波流速より肺動脈圧（収縮期）が推測できる。ベルヌーイ簡易式を用い，推定肺動脈圧（収縮期）＝4×（TR の逆流波流速）^{2}＋右房圧（右房圧は 5mmHg とするが，下大静脈拡大または呼吸性変動の減少を認める例は 10mmHg と仮定）として算出される。

c）胸部 CT

　胸部 X 線写真に加えて，間質性肺疾患や肺気腫の評価，肺塞栓症の有無など肺高血圧症の原因疾患の検索に有用である。心エコーで肺高血圧を認めた場合には，一度は胸部 CT で肺疾患の評価を行う。

8. 肺血管疾患

d) 心臓カテーテル検査

心エコーにより肺高血圧症の有無と肺動脈圧の推測可能だが，肺高血圧症の確定と重症度判定には心臓カテーテル検査が必須の検査とされる。右心カテーテル法で測定した平均肺動脈圧 25mmHg 以上を肺高血圧症とし，さらに肺動脈楔入圧 15mmHg 以下を肺動脈性肺高血圧症（PAH）とする。慢性血栓塞栓性肺高血圧症では診断と治療法の決定に肺動脈造影を行うことが多いが，PAH では肺動脈造影は行わない。

図 8-5 に日本循環器学会ガイドラインの肺高血圧症診断アルゴリズムを示す。また表 8-3 には 2010 年に改訂された厚労省の PAH 診断基準を示す。

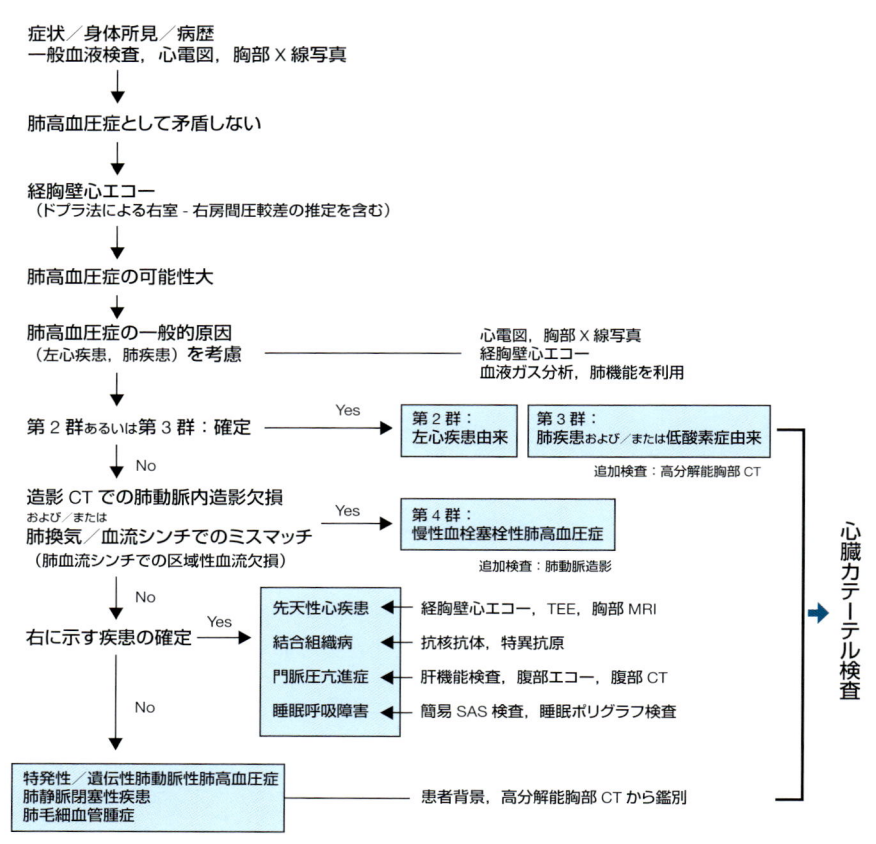

図 8-5 肺高血圧症の診断アルゴリズム
（日本循環器学会：肺高血圧症治療ガイドライン 2012 年改訂版より改変）

表 8-3 肺動脈性肺高血圧症（PAH）の診断基準

肺動脈性肺高血圧症の診断には，右心カテーテル検査による肺動脈性の肺高血圧の診断とともに，臨床分類における鑑別診断，および他の肺高血圧を来たす疾患の除外診断が必要である．

(1) 主要症状および臨床所見
① 労作時の息切れ
② 易疲労感
③ 失神
④ 肺高血圧症の存在を示唆する聴診所見（II音の肺動脈成分の亢進など）

(2) 検査所見
① 右心カテーテル検査で
  (a) 肺動脈圧の上昇（安静時肺動脈平均圧で 25mmHg 以上，肺血管抵抗で 240dyne·sec·cm^{-5} 以上）
  (b) 肺動脈楔入圧（左心房圧）は正常（15mmHg 以下）
② 肺血流シンチグラムにて区域性血流欠損なし（突発性または遺伝性肺動脈性肺高血圧症では正常または斑状の血流欠損像を呈する）

(3) 参考とすべき検査所見
① 心エコー検査にて，三尖弁収縮期圧較差 40mmHg 以上で，推定肺動脈圧の著明な上昇を認め，右室肥大所見を認めること，
② 胸部X線像で肺動脈本幹部の拡大，末梢肺血管陰影の細小化
③ 心電図で右室肥大所見

(4) 肺動脈性肺高血圧症の臨床分類
以下のいずれかについて識別すること
① 突発性または遷伝性肺動脈性肺高血圧症
② 膠原病に伴う肺動脈性肺高血圧症
③ 先天性シャント性心疾患に伴う肺動脈性肺高血圧症
④ 門脈圧亢進症に伴う肺動脈性肺高血圧症
⑤ HIV 感染に伴う肺動脈性肺高血圧症
⑥ 薬剤/毒物に伴う肺動脈性肺高血圧症
⑦ 肺静脈閉塞性疾患，肺毛細血管腫症
⑧ 新生児遷延性肺高血圧症

ただし，先天性シャント性心疾患に伴う肺動脈性肺高血圧症の場合は，手術不能例，および手術施行後も肺動脈性肺高血圧症が残存する場合を対象とする．その際は，心カテーテル検査，心エコー検査，胸部X線，胸部 CT などの検査所見を添付すること．

(5) 下記の肺高血圧を来たす疾患を除外できること
以下の疾患は肺動脈性肺高血圧症とは病態が異なるが，肺高血圧ひいては右室肥大，慢性肺性心を招来し得るので，これを除外する．
① 左心系疾患による肺高血圧症
② 呼吸器疾患および/または低酸素血症による肺高血圧症
③ 慢性血栓塞栓性肺高血圧症
④ その他の肺高血圧症
　サルコイドーシス，ランゲルハンス細胞組織球症，リンパ脈管筋腫症，大動脈炎症候群，肺血管の先天性異常，肺動脈原発肉腫，肺血管の外圧迫などによる二次的肺高血圧症

ただし，呼吸器疾患および/または低酸素血症による肺高血圧症では，呼吸器疾患および/または低酸素血症のみでは説明のできない高度の肺高血圧症が存在する症例がある．この場合には肺動脈性肺高血圧症の合併と診断してよい．その際には，心カテーテル検査，胸部X線，胸部 CT などの画像所見ならびに呼吸機能検査所見などを添付すること

(6) 認定基準
以下の項目をすべて満たすこと．
① 新規申請時
  1) 診断のための検査所見を右心カテーテル検査所見および肺血流シンチグラム所見を満たすこと．
  2) 除外すべき疾患のすべてを除外できること．
  3) 肺動脈性肺高血圧症の臨床分類 1～8 のどれに該当するのかを鑑別すること．
② 更新時
  1) 参考とすべき検査所見の中の心エコー検査の所見を満たすこと．
  2) 参考とすべき検査所見の中の胸部X線所見か心電図所見のいずれかを有すること．
  3) 除外すべき疾患のすべてを除外できること．
  4) 肺動脈性肺高血圧症の臨床分類①～⑧のどれに該当するのかを鑑別すること．
  なお，更新時には，肺高血圧の程度は新規申請時よりは軽減もしくは正常値になっていても，肺血管拡張療法などの治療が必要な場合は認める．

（日本循環器学会：肺高血圧症治療ガイドライン 2012 年改訂版より改変）

4. 治療

a) 一般的療法

特発性 PAH と結合組織病に伴う肺高血圧症では，低酸素血症（PaO_2＜60mmHg）に対して酸素療法を行う。ワルファリンによる抗凝固療法も推奨され，PT-INR 1.5～2.5 を目標に投与する。また下肢浮腫など右心不全症状には利尿薬を投与する。結合組織病に伴う PAH では，原病（特に活動性のもの）に対するステロイドおよび免疫抑制薬の投与も肺高血圧症に有効とされる。

慢性閉塞性肺疾患（COPD）に伴う肺高血圧症で有効性が確立されているのは酸素療法であり，特異的 PAH 治療薬は低酸素血症を増悪させる可能性もあり，推奨されない。間質性肺疾患や肺結核後遺症に伴う肺高血圧症も同様である。

慢性血栓塞栓性肺高血圧症（CTEPE）ではワルファリンによる抗凝固療法が病状の進展防止に必須で，低酸素血症には在宅酸素療法を行う。特異的 PAH 治療薬は有効との報告もあるが確立されていない。なお高度肺高血圧例では肺動脈血栓内膜摘除術もしくは経皮経管的肺動脈拡張術を考慮し，肺動脈血栓内膜摘除術は血栓が主肺動脈～区域動脈近位部の中枢型，経皮経管的肺動脈拡張術は血栓が区域動脈や亜区域動脈の末梢型が適応となる。

b) 特異的 PAH 治療薬

特異的 PAH 治療薬には，エンドセリン受容体拮抗薬（endothelin receptor antagonist：ERA）とホスフォジエステラーゼ 5 阻害薬（phosphodiesterasetype-5 inhibitor：PDE5-I）とプロスタサイクリン誘導体の 3 種がある。NHYA 機能分類 class II と III の例では ERA 薬または PDE5-I 薬を投与し，重症 class IV ではエポプロステノール持続静注の適応とされる。

①エンドセリン受容体拮抗薬（ERA）

平滑筋細胞に存在するエンドセリン A 受容体の刺激は血管平滑筋収縮と増殖，炎症・線維化を促進し，その受容体拮抗薬ボセンタン（トラクリア）が 2005 年より日本でも市販された。NHYA class II と III 例が適応だが，class IV 例にも投与可能である。投与量は投与開始から 4 週間は 125mg/日（分 2），5 週目より 250mg/日（分 2）に増量する。副作用に肝障害があり，定期的に肝機能をチェックする。なお肝障害は用量依存性のため減量や中断で改善する。中等度以上の肝障害例は禁忌である。ワルファリンの効果を減弱することがあるので，ワルファリン服用例はワルファリン投与量に注意する。

②ホスフォジエステラーゼ5阻害薬（PDE5-I）

PDE5は肺血管平滑筋細胞に豊富に存在し血管拡張作用のあるcGMPを加水分解するが，PDE5-IはPDE5を阻害して肺動脈を弛緩させる。シルデナフィル（レバチオ）とタダラフィル（アドシルカ）が日本では投与可能でNHYA class IIとIII例に適応とされるが，class IV例にも投与可能である。肺血管選択性だが過度の体血圧低下を来すことがあるため硝酸薬との併用は禁忌となる。シルデナフィルの投与量は60mg/日（分3），タダラフィルは1日1回投与の長時間作用性薬剤で40mg/日（分1）投与する。

③プロスタサイクリン誘導体

プロスタグランジンI_2（プロスタサイクリン）は血管内皮で産生される強力な肺血管拡張作用と血小板凝集抑制作用，さらに血管平滑筋増殖抑制作用を有する。プロスタサイクリン誘導体薬には持続静注法で用いられるエポプロステロール（フローラン）はNHYA class IV例に適応とされ，肺血行動態および生命予後の改善効果が示された。ベラプロスト（プロサイリン）は日本で開発された経口投与可能のプロスタサイクリン誘導体である。60μg/日（分3）で開始し，180μg/日まで増量可能である。近年市販された徐放錠（ケアロードLA，ベラサスLA）は360μg/日（分2）で投与する。

■経口特異的PAH治療薬の投与量

エンドセリン受容体拮抗薬（ERA）
　ボセンタン（トラクリア）125mg/日　朝，夕の2回に分けて服用
　5週目からは250mg/日に増量

ホスフォジエステラーゼ5阻害薬（PDE5-I）
　シルデナフィル（レバチオ）60mg/日　1日3回に分けて服用
　タダラフィル（アドシルカ）40mg/日　朝1回服用

プロスタサイクリン誘導体
　ベラプロスト（プロサイリン）60〜180μg/日　1日3回に分けて服用
　ベラプロスト徐放錠（ケアロードLA，ベラサスLA）360μg/日
　朝，夕の2回に分けて服用

9

大動脈疾患
Aortic Diseases

A 大動脈解離（Aortic Dissection）

1. 病態と分類

　　大動脈解離は大動脈壁が中膜のレベルで剥離し，本来の真腔の他に偽腔を形成した病態で，偽腔内には血流もしくは血腫（血栓）が存在する。早期に適切な治療がなされないと高率に死に至るため，大動脈解離を疑った場合は迅速かつ適切な診断が要求される。

　　形態的分類では Stanford 分類と DeBakey 分類がよく用いられる。Stanford 分類では A 型が上行大動脈に解離のあるもの，B 型が上行大動脈に解離のないものである。DeBakey 分類（図 9-1）は I 型が上行大動脈に入口部（initial tear）があり大動脈弓部以下まで解離が及ぶもの，II 型は上行大動脈に解離が限局するもの，III 型は下行大動脈に入口部があり，IIIa 型が腹部大動脈に解離がないもの，IIIb 型が腹部大動脈に解離が及ぶものとする。

　　偽腔の血流状態からみた分類として偽腔開存型と偽腔閉塞型があり，偽腔閉塞型は偽腔に血流を認めないもので早期血栓閉鎖型とも称される。病期による分類では発症 2 週間以内を急性期，2 週間以降と慢性期とする。

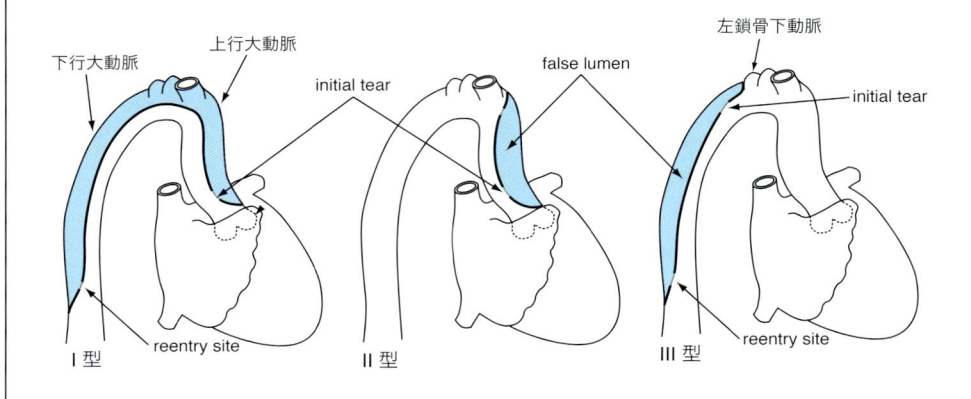

図 9-1　DeBakey の病型分類

2. 病歴と身体所見

　　高血圧症の高齢者に多く(70歳代)、冬場の日中に多発する傾向にある。突然起こる激烈な胸背部痛、背部から下肢に移動する激痛が典型的症状である。胸背部痛とともにショックに陥ってショック症状が前面に出るもの、大動脈弓部と分枝に解離が及んで脳梗塞を合併し麻痺や意識混濁などを認めるもの、心タンポナーデを合併し心肺停止で救急搬送されるものなど、問診が不可能なこともしばしばある。そのため、失神、ショック、意識障害を呈する疾患の鑑別診断には大動脈解離を頭に入れておく必要がある。

　　身体所見では、腕頭動脈や鎖骨下動脈閉塞による上肢の脈拍消失や血圧の左右差（>20mmHg）を認めることがあるため、左右で血圧を測定する。下肢血流不全(7〜18%)を来すこともあり、足背動脈触知や下肢血圧も参考とする。腹腔動脈や上腸間膜動脈閉塞による消化管の虚血(2〜7%)も来しうる。大動脈弁閉鎖不全は上行大動脈を含む大動脈解離の合併症としてStanford A型解離の60〜70%の例に認め、拡張期逆流性雑音の聴取に注意する。全身の炎症反応（SIRS）により38℃を超す発熱も30%の例で認め、低酸素血症を伴うことも多い。

3. 診　断

　　大動脈解離の診断は疑うことから始まる。問診と身体所見から大動脈解離を疑う場合、本当に解離か、解離はどの部位に及ぶか、合併症の有無についても、除外診断を含め画像検査で的確に判断する必要がある。

a) 血液・生化学的検査

　　血液生化学検査に特異的所見はないが、白血球数、CRPなど炎症反応の上昇やLDH上昇（臓器虚血）を認めることが多い。凝固系検査では、偽腔内の凝固因子の消費や線溶系亢進を反映しDダイマー上昇をよく認める。血液ガス検査では低酸素血症を認めることが多く、肺塞栓症との鑑別が必要である。

b) 12誘導心電図

　　胸背部痛を主訴に来院した患者には、冠動脈疾患との鑑別のため心電図が必須の検査である。大動脈解離では、高血圧に伴う左室肥大所見を認めることが多いが、30%の例で心電図は正常である。激烈な胸痛にもかかわらず急性心筋梗塞を示唆するST上昇を認めない時に、大動脈解離を強く疑う。

9. 大動脈疾患

A型解離の5％の例では急性心筋梗塞（多くは下壁）を合併するが，心筋梗塞の合併がない限りST上昇などは認めない。

c) 胸部X線写真

約70％の例では大動脈や上縦隔の拡大を認めるが，高血圧例では解離がなくとも大動脈拡大を呈することがあるため非特異的所見であり，以前のX線写真との比較が重要である。逆に20％の例は解離にもかかわらず胸部X線で異常を認めず，症状等から疑わしい例はCTなどで検査を進める。解離を示唆する所見として胸部大動脈の辺縁と動脈壁の石灰化陰影が10mm以上離れる所見（カルシウムサイン）が特徴的だが感度は低い（7〜8％）。

d) 心エコー

心エコーは簡便で無侵襲に上行大動脈と腹部大動脈を描出できるが，解離腔の診断精度は感度59％，特異度83％である。大動脈弁閉鎖不全，心囊液貯留の有無，心機能なども評価でき，大動脈解離の評価にはすぐに行うべき検査の一つである。心膜腔への出血による心タンポナーデは最も多い死因であり，心囊液貯留は要注意のサインである。

経食道心エコーは経胸壁で描出不良な胸部下行大動脈も鮮明に描出でき，大動脈解離を感度98％，特異度77％で診断できる。胸部CTと同程度の診断精度を持ち，造影剤も使用せずベッドサイドで施行できる利点があるが，多少とも苦痛を伴う点は注意が必要である。

e) 胸部CT

CTは最も多く用いられ，胸腹部大動脈を評価でき，解離の分類やエントリー部位も確認できる（図9-2）。しかし造影剤使用のため腎機能低下例では腎

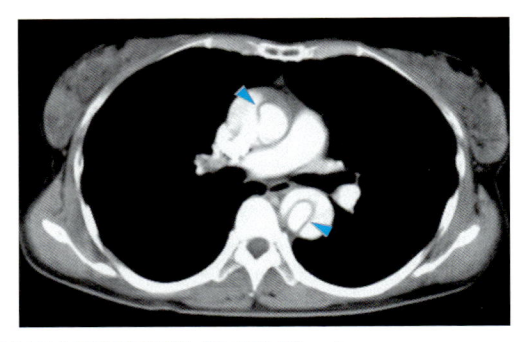

図9-2　偽腔開存型大動脈解離例（胸部造影CT）
上行大動脈と下行大動脈に解離（矢印）を認め，I型解離と診断できる．

9. 大動脈疾患

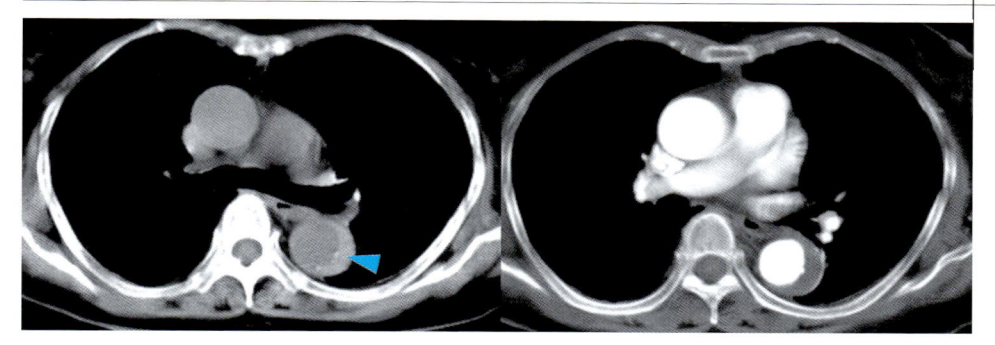

図 9-3　早期血栓閉鎖型大動脈解離例（胸部 CT）
単純 CT で上行大動脈と下行大動脈に高輝度を伴った壁肥厚（矢印）を認める．

機能障害の悪化が危惧される．CT で重要な点は必ず単純 CT と造影 CT の両者を撮影することである．単純 CT では早期血栓閉鎖型の急性期には高輝度の壁肥厚として描出されるが，造影 CT のみでは単なる壁肥厚か血栓閉鎖型か区別できない（図 9-3）．

f）大動脈造影

大動脈や分枝の状況を詳細に評価するには有用な検査だが，造影剤の使用，侵襲性などの点から診断目的には行われない．術前検査としても CT 等非侵襲的検査の発達で大動脈造影は施行せず，むしろ冠動脈造影のみ行って冠動脈疾患合併の有無を評価することが多い．

4．急性期治療

急性期治療で大切な点は，手術適応をきちんと把握するとともに，解離の進展を予防するために十分な降圧と鎮痛および安静を確保することである．

a）手術適応

偽腔開存型 Stanford A 型解離は緊急手術の適応であり，内科治療の死亡率は発症後 24 時間で 20％，48 時間で 30％と高率である．早期血栓閉鎖型 A 型解離でも大動脈径 50mm 以上または血腫径 11mm 以上で手術を考慮する．一方，B 型大動脈解離は内科的加療が選択され，腸管や腎臓などの臓器虚血や四肢塞栓症などの合併症を認める例で手術を考慮する．

b）降圧療法

急性期の降圧目標は一般に収縮期血圧 100〜120mmHg とされ，降圧薬としては硝酸薬ニトログリセリン（ミオコール）や Ca 拮抗薬のニカルジピン

9. 大動脈疾患

（ペルジピン）やジルチアゼム（ヘルベッサー）静注を用いることが多い。同時にβ遮断薬の内服を必ず併用する。静注降圧薬で血圧がコントロールされたら，β遮断薬に加えてCa拮抗薬やACE阻害薬，ARBなどの経口降圧薬の併用で血圧をコントロールしていく。なお大動脈解離の発症とその後の降圧のために尿流出不良となり，利尿薬フロセミド（ラシックス）投与を必要とすることも多い。

■降圧薬の静脈内投与法

ニトログリセリン（ミオコール）

（1A＝5mg/10mL 静注用）（1 ソフトバッグ＝25mg/50mL）

  ミオコール静注用原液を2mL（1/5A）ずつ静注
  持続投与が必要であれば
  ミオコール原液をシリンジポンプにて2mL/時で持続静注開始
  血圧をみながら適時増減し，12mL/時まで増量可能

ニカルジピン（ペルジピン）

（1A＝10mg/10mL 静注用）（1 バイアル＝25mg/25mL 点滴用）

  ペルジピン静注用原液を2mL（1/5A）ずつ静注
  持続投与が必要であれば
  ペルジピン原液をシリンジポンプにて2mL/時で持続静注開始
  血圧をみながら適時増減

ジルチアゼム（ヘルベッサー）（1A＝50mg）

  ヘルベッサー3A＋生食50mL（総量50mL）とし，シリンジポンプで2mL/時（体重50kgでは2μg/kg/分）で持続静注開始．
  血圧をみながら1mL/時ずつ適時増減

---

c）鎮痛と安静

多くの例では来院時激烈な胸背部痛を訴え，痛みが血圧を上昇させるため塩酸モルヒネ静注で積極的に鎮痛を図る。さらに再破裂の危険が高い発症後48時間は絶対安静（ベッド上）とし，その後は解離の状態と血圧コントロールを見ながら心大血管リハビリテーションを行う。通常は入院後3週間で退院となる。なおリハビリ前の安静時血圧は130mmHg以下かつ心拍数60/分以下を目標とする。排便時に力むと血圧が上昇するため緩下剤も投与する。

■塩酸モルヒネの投与法

塩酸モルヒネ1A（10mg/1mL） を生食 9mL で全量 10mL に希釈し，2〜3mL（2〜3mg）ずつ静注

B 大動脈瘤（Aortic Aneurysm）

1. 病態

　　大動脈瘤は大動脈壁が全周性または局所性に拡大・突出した状態で，その形状から紡錘状と嚢状に分類される。大動脈瘤の原因として動脈硬化性が最も多く，胸部大動脈瘤の25％，腹部大動脈瘤の50％の例では冠動脈疾患を合併する。他の原因としては，外傷性，炎症性やMarfan症候群がある。なお大動脈の正常径は胸部で＜35mm，腹部で＜25mmである。

　　大動脈瘤の多くは無症候だが，胸部では嗄声や嚥下障害を自覚することもある。胸部大動脈瘤の90％は胸部X線写真，腹部大動脈瘤の70％は腹部触診で指摘される。しかし破裂すると激烈な胸痛や腹痛を訴え，急速にショック状態に陥って病院に着く前に死亡することが多い。

2. 治療

　　大動脈瘤の診断と経過観察にはCTスキャンもしくは超音波検査が用いられる。6カ月で5mm以上大動脈径が増大する場合は，拡大速度が速いと判断し手術を考慮する。さらに胸部大動脈瘤では一般に大動脈径60mm以上は手術適応となり，Marfan症候群は50mm以上で手術を考慮する。腹部大動脈瘤では50mm以上で手術適応となる。

　　内科的療法としては禁煙（特に腹部大動脈瘤）と血圧の管理が重要である。降圧薬はβ遮断薬とACE阻害薬を用い，収縮期血圧105〜120mmHgを目標にコントロールする。

参考文献

Epstein AE et al: ACC/AHA/HRS 2008 guidelines for device-based therapy of cardiac rhythm abnormalities, Circulation 2008:117;e350

Levine GN, et al: 2011 ACCF/AHA/SCAI guideline for percutaneous coronary intervention: executive summary. Circulation 2011;124:2574

安藤太三ら：肺血栓塞栓症および深部静脈血栓症の診断・治療・予防に関するガイドライン（2009年改訂版）．日本循環器学会，2009

石井聡，樅山幸彦：肺塞栓症の診断．診断と治療，2008

和泉徹ら：急性心不全治療ガイドライン（2011年改訂版）．日本循環器学会，2011

和泉徹ら：急性および慢性心筋炎の診断・治療に関するガイドライン（2009年改訂版）．日本循環器学会，2009

大北裕ら：弁膜疾患の非薬物治療に関するガイドライン（2012年改訂版）．日本循環器学会，2012年

小川久雄ら：冠攣縮性狭心症の診断と治療に関するガイドライン．日本循環器学会，2008

加藤靖周，森本伸一郎：サルコイドーシス心病変の診断と治療．日サ会誌，2008

木村剛ら：非ST上昇型急性冠症候群の診療に関するガイドライン（2012年改訂版）．日本循環器学会，2012

児玉逸雄ら：不整脈薬物治療に関するガイドライン（2009年改訂版）．日本循環器学会，2009年

高野照夫ら：急性心筋梗塞（ST上昇型）の診療に関するガイドライン．日本循環器学会，2008

高本眞一ら：大動脈瘤・大動脈解離診療ガイドライン（2011年改訂版）．日本循環器学会，2011

土居義典ら：肥大型心筋症の診療に関するガイドライン（2012年改訂版）．日本循環器学会，2012

友池仁暢ら：拡張型心筋症ならびに関連する二次性心筋症の診療に関するガイドライン．日本循環器学会，2011

中西宣文ら：肺高血圧症治療ガイドライン（2012年改訂版）．日本循環器学会，2012

中根登喜子，樅山幸彦：大動脈解離の診断．診断と治療，2007

松崎益徳ら：慢性心不全治療ガイドライン（2010年改訂版）．日本循環器学会，2010年

宮武邦夫ら：感染性心内膜炎の予防と治療に関するガイドライン（2008年改訂版）．日本循環器学会，2008

樅山幸彦：newLearners' 心電図テクニカルガイド．株式会社ヌンク，2011

樅山幸彦：newLearners' 心エコー法テクニカルガイド．株式会社ヌンク，2010

樅山幸彦ら：不整脈診断マスターガイド（改訂第2版），診断と治療社，2006

山岸正和ら：慢性虚血性心疾患の診断と病態把握のための検査法の選択基準に関するガイドライン（2010年改訂版）．日本循環器学会，2010

索 引

あ
アミロイドーシス … 115
アスピリン … 7, 18, 21, 34
アセチルコリン負荷 … 36
アトロピン … 81
アピキサバン … 75
アミオダロン … 14, 65
アルガトロバン … 130
アンギオテンシン受容体拮抗薬 … 10, 50
アンジオテンシン変換酵素（ACE）阻害薬 … 10, 50
安定労作性狭心症 … 23
異型狭心症 … 35
異常Q波 … 4
イソプロテレノール … 81
ウェンケバッハ型2度房室ブロック … 82
永久ペースメーカ植え込み術 … 81
エプレレノン … 113
塩酸モルヒネ … 8, 45, 143
エンドセリン受容体拮抗薬 … 136

か
拡張型心筋症（DCM） … 109
下肢静脈エコー … 129
下大静脈 … 41, 121, 123, 131
下大静脈フィルター … 131
カテコラミン製剤 … 48, 111, 122
カテーテルアブレーション … 67, 74
カナダ心臓血管協会分類 … 23
カルシウム拮抗薬 … 37
カルベジロール … 22, 112
カルペリチド … 13, 45, 111
完全（3度）房室ブロック … 84
感染性動脈瘤 … 103

感染性心内膜炎（IE） … 97
冠動脈CT … 30
冠動脈バイパス術 … 33
冠動脈造影 … 30
冠攣縮性狭心症 … 35
冠攣縮誘発試験 … 36
急性冠症候群 … 1
急性心不全 … 38
急性心膜炎 … 119
胸部大動脈瘤 … 143
強心薬 … 47
狭心症 … 23
クリニカルシナリオ … 44
クレアチンキナーゼ（CK） … 5
クロピドグレル … 9, 21
経口強心薬 … 113
経皮経管的僧帽弁交連裂開術（PTMC） … 93
経皮的冠動脈形成術 … 8, 33
経皮的心肺補助装置（PCPS） … 49, 131
血栓溶解療法 … 8, 131
拘束型心筋症（RCM） … 114
高度房室ブロック … 85
孤立性心房細動 … 73

さ
再灌流療法 … 8
左室造影 … 32
左室流入血流速度波形 … 41, 110, 115
サルコイドーシス … 115
ジゴキシン … 71, 114
シベンゾリン … 72
収縮性心膜炎 … 121
自由壁破裂 … 15
硝酸薬 … 8, 141

索引

徐脈性不整脈 … 77
ジルチアゼム … 71, 142
心胸郭比 … 40
心筋シンチ … 27
心筋トロポニンT … 104
心筋炎 … 119
心筋症 … 104
心室再同期療法（CRT）… 114
心室中隔穿孔 … 15
心室性不整脈 … 107
心室性期外収縮 … 15
心室粗動（VFL）… 60
心室細動（VF）… 60
心室頻拍（VT）… 59, 63
心臓カテーテル検査 … 30
心タンポナーデ … 122
心不全 … 11, 38
心房粗動（AFL）… 15, 57, 76
心房細動（AF）… 15, 58, 69, 107
スタチン … 11, 22, 34
スピロノラクトン … 113
早期侵襲的治療戦略 … 20
早期保存的治療戦略 … 20
僧帽弁狭窄症（MS）… 92
僧帽弁閉鎖不全症（MR）… 94
僧帽弁輪部移動速度 … 110, 115
塞栓症 … 70, 75, 107, 130, 141

た

大動脈内バルーンパンピング … 49
大動脈弁狭窄症（AS）… 87
大動脈弁閉鎖不全症（AR）… 90
大動脈瘤 … 143
大動脈解離 … 138
大動脈造影 … 33
多源性心房頻拍（MAT）… 58
たこつぼ型心筋症 … 117
ダビガトラン … 75
ダブルマスター2段階運動負荷試験 … 26
タリウム（^{201}Tl）… 27
テクネチウム（^{99m}Tc）… 27
洞結節不全症候群 … 77
特発性心室頻拍 … 64
ドパミン … 48
ドブタミン … 13, 48, 111
トラセミド … 113
トルバプタン … 47
トレッドミル運動負荷試験 … 24
トロポニンT … 5

な

ニカルジピン … 45, 142
ニコランジル … 21, 37
二次救命処置（ACLS）のアルゴリズム … 61
ニトログリセリン … 3, 16, 21, 37, 45, 142
ニフェカラント … 14, 65
乳頭筋断裂 … 16
脳性（B型）ナトリウム利尿ペプチド（BNP）値 … 40

は

肺高血圧 … 41, 134
肺血流シンチ … 135
肺塞栓症 … 125
肺動脈圧 … 41
肺動脈性肺高血圧症 … 132
肺動脈楔入圧 … 12
バゾプレシン受容体拮抗薬 … 47
非ST上昇型急性心筋梗塞（NSTEMI） … 1, 16
非対称心室中隔肥大（ASH）… 104
ビソプロロール … 22, 112
肥大型心筋症（HCM）… 104
ピモベンダン … 114
ピルジカイニド … 72
頻脈性不整脈 … 55
不安定狭心症 … 1, 16
腹部大動脈瘤 … 143
プロカインアミド … 65, 72

index

プロスタサイクリン誘導体 … 136
フロセミド … 13, 46, 50, 53, 113, 142
プロテイン C … 126
プロテイン S … 126
ヘパリン … 9, 20, 130
ヘパリン起因性血小板減少症（HIT）
　… 9, 21, 129
ベプリジル … 73
ベラパミル … 64, 69, 71
ベルヌーイ簡易式 … 88
弁周囲膿瘍 … 99
弁膜症 … 87
房室ブロック … 82
補助人工心臓（VAS）… 114
ホスフォジエステラーゼⅢ（PDE Ⅲ）阻害薬
　… 48
ホスフォジエステラーゼ 5 阻害薬 … 136
発作性上室性頻拍 … 67
発作性上室性頻拍（PSVT）… 57
発作性心房細動 … 70
発作性心房頻拍（PAT）… 57

ま・や

マグネシウム … 66
ミルリノン … 48, 111
迷走神経刺激手技 … 56
モービッツ 2 型 2 度房室ブロック … 83
モルヒネ … 8, 45, 143

疣腫 … 97

ら・わ A

リドカイン … 14, 66
リバーロキサバン … 75
罹患枝数 … 31
ループ利尿薬 … 46, 113
労作性狭心症 … 23, 34

ワルファリン … 136

A

ABCD アプローチ … 43
ACE 阻害薬 … 10, 35, 52, 112
ACLS サーベイ … 62
ACS … 1
acute pericarditis … 119
acute myocarditis … 119
AHA 分類 … 31
AHF … 38
AMI … 1
amyloidosis … 115
aortic aneurysm … 143
aortic dissection … 138
aortic regurgitation（AR）… 90
　急性— … 90
　慢性— … 90
aortic stenosis（AS）… 87
ARB … 10, 35, 50, 52, 112
ATP … 64, 69
atrial fibrillation（AF）… 69
atrial flutter（AFL）… 76
AV Block … 82

B

β遮断薬 … 10, 22, 34, 52, 112
BLS サーベイ … 62
BNP … 40, 51
Bruce のプロトコール … 24

C

CABG … 33
cardiac tamponade … 122
cardiomyopathies … 104
CCS 分類 … 23
$CHADS_2$ スコア … 74
constrictive pericarditis … 121

D

DeBakey 分類 … 138
dilated cardiomyopathy（DCM）… 109

索 引

dip and plateau（√）… 121
Duke 臨床的診断基準 … 98

E・F

E／A … 41, 115
E／e' … 41, 115
echo-free space … 123

Forrester 分類 … 12
Fowler 位 … 44
Framingham 研究 … 38

H・I

hypertrophic cardiomyopathy（HCM）… 104

IABP … 49
infective endocarditis（IE）… 97

K・M

Killip 分類 … 12

mitral regurgitation（MR）… 94
mitral stenosis（MS）… 92
myocarditis … 119

N

non-ST elevation myocardial infarction（NSTEMI）… 1
NYHA 心機能分類 … 39

P

paroxysmal AF（PAF）… 70
paroxysmalsupraventricular tachycardia（PSVT）… 67
PCI … 33
PCPS … 49
PDE III 阻害薬 … 48
primary PCI … 8
PTMC … 93
pulmonary arterial hypertension（PAH）… 132

pulmonary embolism（PE）… 125

R・S

restrictive cardiomyopathy（RCM）… 114

Sicilian Gambit 分類 … 77
sick sinus syndrome（SSS）… 77
ST elevation myocardial infarction（STEMI）… 1
stable effort angina … 23
Stanford 分類 … 138
ST 上昇 … 4
ST 上昇型急性心筋梗塞 … 1, 2

T・U

Takotsubo cardiomyopathy … 117
t-PA … 131

unstable angina（UA）… 1

V・W

Valsalva 手技 … 56
valvular heart disease（VHD）… 87
Vaughan Williams 分類 … 77
vegetation … 97
ventricular fibrillation（VF）… 60
ventricular tachycardia（VT）… 63

Wilkins エコースコア … 94

編著者略歴

樅山　幸彦（もみやま　ゆきひこ）

1986 年 3 月	慶應義塾大学医学部卒業
1986 年 6 月	東京都済生会中央病院　内科研修医
1991 年 6 月	東京都済生会中央病院　循環器内科医員
1994 年 9 月	英国セント・ジョージ病院留学
1999 年 1 月	防衛医科大学校　第一内科助手
2006 年 4 月	国立病院機構東京医療センター　循環器科医長
2010 年 4 月	国立病院機構東京医療センター　臨床研究・治験推進室長併任

・本書の複製権・翻訳権・上映権・譲渡権・公衆送信権（送信可能化権を含む）は，株式会社ヌンクが保有します．

JCOPY 〈（社）出版者著作権管理機構　委託出版物〉

・本書の無断複写は著作権法上での例外を除き禁じられています．複写される場合は，そのつど事前に，（社）出版者著作権管理機構（電話 03-3513-6969，FAX 03-3513-6979，e-mail: info@jcopy.or.jp）の許諾を得てください．

そくせんりょく
即戦力
じゅんかんきしっかんしんりょうじっせんがいど
循環器疾患診療実践ガイド　　　　　　　　ISBN978-4-7878-2063-1　C3047

2013 年 11 月 7 日　第 1 版　第 1 刷発行

定　価	カバーに表示してあります	発売元	株式会社 診断と治療社
監修者	樅山　幸彦		東京都千代田区永田町 2-14-2
発行所	株式会社ヌンク		山王グランドビル 4F（1000014）
	東京都大田区南六郷 2-31-1-216（1440045）		TEL 03-3580-2770（営業部）
	TEL 03-5744-7187（代）		FAX 03-3580-2776
	FAX 03-5744-7279		郵便振替　00170-9-30203
	info@nunc-pub.com		eigyobu@shindan.co.jp（営業部）
	http://www.nunc-pub.com		http://www.shindan.co.jp/
		印刷・製本	株式会社 加藤文明社印刷所

©2013 樅山幸彦　　　　　　　　　　　　　　　　　　　　　　　　　　　　検印省略
Printed in Japan　　　　　　　　　　　　　　　　　　　　落丁・乱丁本はお取替え致します